Erlebnisse einer Reittherapeutin

Für meine Familie mit all ihren Zweibeinern und Vierbeinern. Ihr seid mein Zuhause.

ANTONIE EBBESMEYER

Erlebnisse einer Reittherapeutin

Von heldenhaften Pferden und außergewöhnlichen Kindern

KOSMOS

INHALT

7 EINLEITUNG

9 KAPITEL 1
Wie Pferde wirken

16 KAPITEL 2
Meine Ausbildung zur Reittherapeutin und die Arbeit mit Leona
16 Der Beginn eines neuen, lehrreichen Abenteuers

34 KAPITEL 3
Die drei wichtigsten Pferdepersönlichkeiten in meinem Leben
34 Donna Felicitas
44 Sternchen
51 Pares

59 KAPITEL 4
Wie wir mit unseren Pferden wohnen

66 KAPITEL 5
Diagnose Autismus und meine Arbeit mit Joscha
69 Recherche Autismus
71 Zurück in die praktische Arbeit
77 Zielgerichtete Arbeit
79 Die Umsetzung in die Praxis
82 Weiter geht's!

91 Geht es wirklich weiter?
94 Irrwege durch die Literatur und drei Bücher mit Aha-Effekt
102 Weiterarbeit mit neuer Strategie, ergänzenden Zielen und neuen Erkenntnissen
110 Neue Herausforderungen

120 **KAPITEL 6**
Und dann kam Holly
126 Schlimmer geht immer
141 Joscha redet
146 Ein neuer Mensch

160 **EPILOG**

162 **DANKBAR**

164 **SERVICE**
164 Zum Weiterlesen
168 Quellen
169 Nützliche Adressen
170 Register

EINLEITUNG

Sie halten ein sehr persönliches Buch in Händen, daher möchte ich mich meinen Lesern kurz vorstellen.

Mein Name ist Antonie. Ich bin verheiratet und habe zwei mittlerweile erwachsene Kinder. Von Beruf bin ich Erzieherin, Heilpädagogin und Reittherapeutin. Wenn man mich im Kindergartenalter fragte, was ich mal werden wolle, sagte ich schon damals: „Erzieherin!" Dabei ist es auch geblieben! Nach einigen Jahren Berufserfahrung machte ich dann noch die Ausbildung zur Heilpädagogin. Ich habe mehrere Jahre als Erzieherin in Kindertagesstätten in Paderborn und Düsseldorf und als Heilpädagogin in einem Kinderheim in Lippstadt gearbeitet.

Nach der Geburt unserer Söhne habe ich mich sieben Jahre ausschließlich um die Erziehung unserer beiden Jungs gekümmert. Gemeinsam mit meinem damaligen Freund und heutigen Mann habe ich mich für dieses klassische Rollenmodell entschieden. Ich war, wie man so schön sagte, „Hausfrau und Mutter", habe diese Zeit intensiv genossen und bin in der Rolle als Mutter voll aufgegangen. In der

Rolle der Hausfrau? Na, jaaa.... Hier lebte und lebe ich ausgiebig meinen Hang aus, nicht in jedem Bereich perfekt sein zu müssen. Völlig antizyklisch habe ich mir kurz nach der Geburt unseres ersten Sohnes mein erstes eigenes Pferd gekauft. Quasi da, wo bei vielen anderen Pferdemädchen, wenn nicht beim ersten Freund, dann aber doch beim ersten Kind, das „Pferde-Virus" schlagartig den weiblichen Körper verlässt.

In den sieben Jahren zog ich nicht nur meine Kinder, sondern auch die Liebe zu Pferden groß. Donna Felicitas, genannt Felicitas, oder noch kürzer Feli, wurde mit meiner Familie zu meinem Lebensmittelpunkt. Nach sieben Jahren, als der älteste Sohn im Sommer in die Schule und der jüngste in den Kindergarten kam und ich ganze 2 Wochen, zumindest vormittags, nur für mich Zeit hatte, kam mir beim Autofahren die Idee, die mein Leben veränderte.

Ich wollte meinen Beruf als Heilpädagogin mit Pferden verbinden! Die Idee war, mich und mein Konzept bei der örtlichen VHS vorzustellen: Heilpädagogik – Kinder rund ums Pferd.

Wenige Wochen später startete ich als Reittherapeutin in den besten Job der Welt.

KAPITEL 1

WIE PFERDE WIRKEN

Im Jahr 2004 startete mein erster Kurs. Sechs Kinder, ein Pferd. Meine Felicitas! Dazu gleich mehr …

Als ich Felicitas fünfjährig kaufte, hatte ich ein Sportpferd mit tollem Gangwerk für die Dressur und sehr viel Schwung gekauft. Auch für den Springsport war sie bestens geeignet. Eigenwillig, sehr dominant und anfangs schreckhaft, war sie zwar kein schwieriges Pferd, jedoch auch kein Pferd für Anfänger.

Ihr Talent für die Reittherapie entwickelte sie parallel zu ihrer Ausbildung als Dressur- und Springpferd. Ich nahm fleißig Dressur- und Springunterricht. Wir nahmen auch an Dressurturnieren teil, mit sehr mäßigem Erfolg. (Uns fehlte der Fleiß, die Hartnäckigkeit und das Durchhaltevermögen. Talent war zumindest vom Pferd her reichlich vorhanden.) Ich entdeckte aber auch meine Freude am Geländereiten. Was uns so richtig zusammenschweißte und eine Leidenschaft für sich wurde, waren Urlaube mit Pferd. Urlaube mit Pferd sind die Investitionen in eine im wahrsten Sinne des Wortes tragfähige Beziehung zum Pferd. Hier wächst durch gemeinsame Abenteuer eine tiefe Freundschaft! Seit dieser Erkenntnis gehört der Urlaub mit Pferd bei mir als fester Bestandteil der Therapiepferdeausbildung dazu.

Später entdeckte ich das Geschicklichkeitstraining und das Gelassenheitstraining vom Boden aus. Immer öfter nahmen wir an geführten und gerittenen Gelassenheitsprüfungen auf Turnieren teil und das mit großem Erfolg. Das Gelassenheitstraining legte damals für uns den Grundstein für die Eignung als Therapiepferd.

Wie Felicitas therapeutisch wirkte, möchte ich an einem Beispiel aus meiner ganz frühen Arbeit zeigen.

… Also weiter im Text: Bei einem meiner ersten Kurse kam ein Geschwisterpaar. Ein Junge und ein Mädchen mit seiner Mutter.

Insgesamt kamen noch vier weitere Kinder mit je einem Elternteil. Bei dem Kurs „Heilpädagogik – Kinder rund ums Pferd“ ist einer der Bestandteile das gemeinsame Putzen des Pferdes. 6 Kinder, 5 Mütter, ein Pferd und ich. Das Ganze kann auch mal turbulent werden – besonders wenn sich das Geschwisterpaar hingebungsvoll und laut über jede Kleinigkeit streitet. So am ersten Kurstag, wo die Mutter die Kinder ermahnte, mit dem Streiten aufzuhören, oder wenn, dann leiser. Das Ganze begleitet von 11 Augenpaaren, was die Mama sichtlich stresste, wie ich aus den Augenwinkeln mitbekam. Ich selber erklärte den Kindern, dass Pferde viel geräuschempfindlicher seien als Menschen und mehr Ruhe benötigten. Als Fluchttier reagieren Pferde auf hektische Bewegungen und Streit oft ängstlich und nervös.

Diese Ansprachen beeindruckten die Kinder nur kurz, zumal mein Pferd das Ganze gelassen ertrug.

Die Woche darauf das gleiche Spiel. Die Kinder stritten, Mutter ermahnte und fühlte sich unwohl. Reittherapeutin fordert Rücksichtnahme gegenüber dem Pferd ein. Kinder stritten unbeeindruckt

weiter. Pferd ertrug geduldig. Schließlich ist sie darauf geschult, brav und geduldig zu sein.
Auch beim dritten Treffen stritten sich die Geschwister während des Putzens erst über eine Bürste, dann um den Hufkratzer. Die Mutter wollte sich gerade bei den Streithähnen Gehör verschaffen, als es einen lauten Knall gab. Der Streit verstummte, alle Augen waren auf Felicitas gerichtet. Diese warf noch mal den Kopf hoch und stampfte abermals kräftig mit dem Vorderhuf auf. „Warum macht sie das?", fragte eines der Geschwister. Ich gab die Frage weiter an die anderen Kinder. Eines sagte prompt: „Die ist genervt!" „Genau", sagte ich, „der reicht es jetzt mit dem Krach und der Unruhe!" Die Geschwister standen stumm und betrachteten eine Weile mein Pferd, bevor sie viel ruhiger und entspannter gemeinsam mit den anderen Kindern Felicitas weiterputzten.

Was war passiert? Na, ganz einfach, das Pferd wirkte. Und ich als Therapeutin war der Dolmetscher! Wir Menschen neigen dazu, Kritik von anderen Menschen persönlich zu nehmen und als Angriff auf uns zu bewerten. Reagiert ein Pferd auf eine vom Menschen ausgelöste Aktion, fällt es uns leichter, unser Verhalten kritisch zu betrachten und entsprechend zu ändern. Pferde haben keine Vorstellung davon, was wir Menschen als "normal" bezeichnen. Sie begegnen uns ohne Vorurteile. Das spüren wir Menschen. Über das Pferd können wir unsere Schwächen viel besser annehmen und diese bearbeiten.

Ich bin glücklich, dass meine Pferde so trainiert sind, dass sie, aller Gelassenheit und Entspanntheit gegenüber dem Klienten zum Trotz, sich gestatten, auch ihren Unmut zu zeigen, ohne für den Klienten gefährlich zu werden. Nur ein Pferd, welches vom Therapeuten berechenbar auch Ungehorsam zeigen darf, kann Klienten einen Spiegel vorsetzen, und nur so können Klienten im Umgang mit Pferden wachsen.

Noch ein weiteres Beispiel dafür, wie Pferde wirken? Gerne doch!

Vor einigen Jahren bekam ich den Anruf eines Schulleiters einer Förderschule. Das Besondere an der Schule war, dass sie nicht spezialisiert war, sondern aus allen Bereichen Kinder aufnahm. Also geistig, körperlich und sozial – emotional beeinträchtigte Kinder. Das sorgte im besten Fall für ein entspannteres Lernen. Hand aufs Herz! Wer möchte denn acht energiegeladene, hyperaktive, vorpubertierende, auf Krawall gebürstete Kinder geballt in einer Klasse? In meinem Fall kamen je vier Kinder aus einer Klasse, wobei die Klassenstärke bei acht Kindern lag.

In einer Gruppe waren ein Mädchen und drei Jungen zwischen 9 und 10 Jahren.

Lucas hatte die Diagnose ADHS und Probleme im sozialen Bereich, konnte aber auch charmant-witzig sein und hatte so den Job des Klassen-Clowns inne. Nico hatte durch viele Operationen und Krankenhausaufenthalte einen allgemeinen Entwicklungsrückstand, aber keine geistige Behinderung. Er war ein angenehmer, freundlicher Junge. Ricardo hatte ADHS und emotionale Probleme, die sich unter anderem in Wutausbrüchen äußerten. Er stellte seine Lehrer und Mitschüler oft vor große Herausforderungen. Kira hatte eine leichte geistige Behinderung und etwas Übergewicht. Laut Lehrerin hatte sie einen schweren Stand in der Klasse.

Als Ziel einer Einheit stand die Konzentrationsförderung im Vordergrund. Dafür hatte ich den Kindern eine Skizze gemacht, nach der sie einen Geschicklichkeitsparcours aufbauen sollten. Diesen Parcours durfte jedes Kind mit dem Pferd an der Hand bewältigen. Es kamen Stangen zum Darüberführen, Pylonen für Slalom, eine Plane zum Darübergehen und ein Platz zum Anhalten als Aufgabe vor.

Bei Nico gelang diese Aufgabe so einigermaßen. Bei Lucas und Ricardo misslang fast alles, Slalomkegel wurden umgetreten, Stangen fielen und am Ende suchte sich das Pferd seinen eigenen Weg. Die

Jungen schwankten zwischen Ratlosigkeit und Frustration. Kira nahm mit ihrer ruhigen Art eine natürliche Führungsposition beim Pferd ein und absolvierte den Parcours nahezu fehlerfrei. Ich erinnere mich noch sehr genau, wie Lucas und Ricardo die Kinnlade nach unten glitt, sie sparten sich aber jeden Kommentar. Ich bat alle Kinder, den Parcours nochmal zu gehen und sich den Weg und die Hindernisse genau einzuprägen. Dieses Mal sollte Kira anfangen, damit die Jungen sich etwas von ihr abschauen konnten.

Kira schaffte es auch dieses Mal, dass das Pferd ihr willig und konzentriert folgte. Nico machte gute Fortschritte. Nur bei Lucas und Riccardo tanzte das Pferd aus der Reihe. Ricardo fragte aufgebracht, warum das so sei. Ich fragte ihn, woran er denn während des Parcours gedacht hätte. Er antwortete, er habe sich Gedanken darüber gemacht, ob es mittags in der Schule wohl Pizza gäbe. Ich grinste vergnügt und sagte: „Aha, könnte es sein, dass da der Fehler liegt? Probier doch bitte noch mal den Parcours, und dieses Mal stellst du dir bei jedem Schritt vor, wie du deine Aufgaben im Parcours gut hinbekommst! Genau dann konzentrierst du dich! Mal sehen, ob das hilft!" Gesagt, getan, und Ricardo hatte Erfolge!

Was war passiert? Das Pferd spiegelte die Unkonzentriertheit von Ricardo wider. Über das Pferd wurde das Wort „Konzentration" für Riccardo von einer abstrakten Worthülse zu einem Wort, das er verstand, das er fühlte. Wenn demnächst jemand dieses Wort benutzen würde, könnte er selbst das Wort mit Leben füllen, indem er sich daran erinnerte, wie gut er seine Aufgabe mit dem Pferd bewältigt hatte, als er sich nur auf diese Aufgabe konzentrierte.

Aber das Pferd hatte auch noch anders seine Wirkung entfaltet. Das Pferd spiegelte auch Kiras natürliche Führungskraft und ihren Willen wider, mit dem Pferd ihr Ziel zu erreichen. Das Pferd störte sich nicht an ihrem Übergewicht und auch nicht daran, dass ihre Gedanken manchmal sehr langsam waren. Das Pferd schenkte Kira sein Vertrauen und seine Mitarbeit, weil Kira ganz präsent im Augenblick war und sich mit Hingabe dem Pferd und der Aufgabe zuwandte. Kira hatte durch diese Lektion viel Selbstvertrauen gewonnen. Und die Lehrerin berichtete, dass sich ihre Stellung in der Klasse merklich gebessert hätte.

Ich habe noch ein Beispiel, wie Pferde wirken. Wieder aus meiner Anfangszeit. Dieses Mal ein Kurs mit vier Kindern. Bei vier Kindern ist es die Regel, dass die Eltern die Kinder nach der Eingewöhnungszeit nur noch bringen und abholen. Ich kam mit der kleinen Gruppe vom Reitplatz wieder. Wir versorgten das Pferd und wollten zum Abschluss noch über eine Leiter auf den Heuboden klettern. Das Mädchen Marie sagte, sie hätte Angst davor. Ich entgegnete, das wäre nicht schlimm, wir würden warten, bis die Mama käme und es dann zusammen mit ihr machen. Das Kind war einverstanden.

Die Mama kam, wir schilderten das Problem und die Mama murmelte: „Das tut mir jetzt leid, ich habe Höhenangst. Ich kann da nicht rauf.“ Etwas verlegen merkte sie auch an, sie wüsste, dass, was die Angst ihrer Tochter anginge, sie Teil des Problems sei. Hier vereinbarte ich einen Telefontermin zur Beratung. Unser Ziel war es, dass die Mama sich überwinden und im späteren Verlauf des Kurses mit der Tochter die Leiter zum Heuboden hochklettern sollte. Mit dem Mädchen wollte ich über das Pferd an das Thema Angst herangehen. Ich wählte für die nächsten Termine den Araber Khalid meiner Freundin Astrid, den ich mir manchmal für die Therapie ausleihen durfte und der auch bei mir auf dem Hof lebte. Khalid reagierte stärker auf ängstliche Menschen und erschreckte sich auch öfter als meine Pferde, war dabei aber trotzdem gut händelbar. Ich wartete eine Situation ab, wo Khalid ängstliches Verhalten zeigte, und thematisierte das bei den Kindern und insbesondere bei Marie. Pferde sind sehr vorsichtig und können mit Angst reagieren, sie wollen ihren Menschen kennen und ihm vertrauen. Für Kinder ist es ein Aha-Erlebnis zu erfahren, dass selbst ein so großes, starkes Tier wie ein Pferd Angst haben kann. Seine eigene Angst kann das Kind dann viel besser ertragen und seinen neu gefassten Mut auf andere Situationen übertragen, außerdem erfüllt es die Kinder mit Stolz und Selbstbewusstsein, ein Pferd führen zu können. So war es auch bei Marie. Bei einer anderen Gelegenheit bot uns Khalid wieder eine Möglichkeit zu lernen. Marie hatte die Aufgabe, Khalid zum Reitplatz zu führen. Ein gelber Gartenschlauch lag über dem Weg zum Reitplatz. Normalerweise kein Problem für Khalid, er spürte aber die Unsicherheit des Mädchens und blieb davor stehen. Wieder regte ich ein Gespräch an. Ich gab Marie den Tipp, einmal tief durchzuatmen und sich deutlich im Kopf vorzustellen, wie sie Khalid mutig und stolz über den Schlauch führen würde. Sie nahm einen neuen Anlauf und Khalid folgte ihr vertrauensvoll. Marie kam über Khalid an das Gefühl von Selbstwirksamkeit heran. Sie lernte, dass sie der Situation nicht hilflos ausgeliefert war, sondern diese durch ihr Verhalten positiv beeinflussen konnte. Es war wunderbar, mitansehen zu dürfen, wie am letzten Kurstag alle Kinder auf den Heuboden kletterten und Marie mit ihrer Mutter immerhin die Leiter hochkletterte, um uns auf dem Heuboden zuzusehen, wie wir über die Heuballen sprangen.

Marie war sehr schüchtern und traute sich nicht viel zu. Die Begeisterung für Pferde und der Wunsch, diesen näher zu kommen, halfen ihr dabei, ihre Furcht zu überwinden. Durch den Abbau der Angst wurde der Weg zu neuen Lernprozessen frei.

Und ich weiß nicht, ob es jemandem aufgefallen ist, aber bis hierhin hatte noch kein Kind auf dem Pferd gesessen und war geritten, und trotzdem wirkte das Pferd!

KAPITEL 2

MEINE AUSBILDUNG ZUR REITTHERAPEUTIN UND DIE ARBEIT MIT LEONA

DER BEGINN EINES NEUEN, LEHRREICHEN ABENTEUERS

In der Reittherapie bekommt das Reiten an sich oft einen viel zu hohen Stellenwert. Die Zeit um das Pferd herum ist genauso wichtig und bietet eine Fülle an Fördermöglichkeiten. Es gibt aber Impulse, die nur oder aber besonders gut über das Reiten umgesetzt werden können. Sich vom Pferd tragen zu lassen, vermittelt ein Gefühl von körperlicher Nähe, einhüllender Geborgenheit, aber auch Sicherheit und Stolz! Reiten fördert die Aktivierung aller Sinne. Wer eine enge Verbindung zum Pferd hat, lernt die Wärme des Pferdekörpers in Verbindung mit seinem unvergleichlichen Geruch zu schätzen. Für Pferdemenschen stinken Pferde nicht. Für mich selber ist der Geruch von Pferden verknüpft mit Geborgenheit und Trost, mit Wärme und Ruhe. Mit diesen Empfindungen bin ich sicher nicht allein. Diese Aspekte sind von besonders großem Wert bei der Arbeit mit psychisch und/oder emotional beeinträchtigten Menschen. Für die körperliche Ebene hält das Reiten auch viele Möglichkeiten bereit. Hierzu zählt vor allem die Schulung des Gleichgewichtssinns aber auch aller anderen Körpersinne. Zusätzlich werden unterschiedlichste Muskelgruppen trainiert. Einmalig ist diese Sache: Wie bei keiner anderen Therapieform findet auf dem Pferderücken im Schritt eine 3-dimensionale Bewegung statt, die der des Menschen beim Gehen sehr ähnlich ist. Beim Reiten im Schritt lockern diese rhythmische, 3-dimensionale Bewegung und der warme Körper des Pferdes die Muskeln und kräftigen diese zugleich. Genau diese Tatsache sollte für die Entwicklung einer kleinen Klientin noch sehr wichtig werden. Dazu aber später mehr.

Nachdem ich erste Kurse an der Volkshochschule gegeben hatte und ich dadurch auch die ersten Klienten zur Einzelförderung angenommen hatte, entstand in mir der Wunsch, mich intensiver mit dem Thema Reittherapie zu beschäftigen. Ich entschied mich nach längerer Recherche für die Ausbildung bei Renate Jurklies in Möttingen / Enkingen bei Augsburg. Diese Entscheidung musste im Familienrat beschlossen werden, denn schließlich liegt Enkingen nicht bei uns um die Ecke in NRW, sondern im weit entfernten Bayern. Die Ausbildung umfasste 5 Blöcke, in denen ich jeweils eine Woche in Enkingen im Zentrum für PPT sein würde. **PPT** – diese Abkürzung wird jetzt häufig fallen. Sie steht für Pferdegestützte Pädagogik und Therapie. Unsere Kinder waren zu dem Zeitpunkt 4 und 8 Jahre alt und wir hatten meine Pferde als Selbstversorger bei uns auf dem Hof stehen. Klar, dass es da eine Menge zu organisieren gab, wenn ich diese Ausbildung anfangen wollte. Der Familienrat gab grünes Licht. So startete ich am 1. November 2004 nach Enkingen zum ersten

Ausbildungskurs PPT: Therapiepferde 1. Mein Mann nahm das Ganze wohl noch nicht so ernst und verabschiedete mich mit der Frage: „Ist das jetzt wirklich Arbeit oder Urlaub auf dem Ponyhof!?“

Eine Woche lang konnte ich mit 10 gleichgesinnten, voll motivierten Frauen eintauchen in die Welt der Ausbildung von Therapiepferden. Grundvoraussetzung für die Teilnahme war eine abgeschlossene pädagogische, psychologische oder medizinisch-therapeutische Ausbildung. Des Weiteren entweder der Trainer C-Schein Reiten oder das bronzene Reitabzeichen. Von dieser Seite stand mir also nichts im Wege. Im Therapiepferde Kurs 1 ging es zunächst um die Grundlagen, welche Anforderungen an ein Therapiepferd gestellt werden, und die Anfänge der Ausbildung der Therapiepferde. Neben Theorie und Praxis machten wir viele Übungen zur Selbsterfahrung mit den verschiedenen Pferden des Reitbetriebes. Einen besonderen Schwerpunkt legte Renate Jurklies darauf, durch Körper- und Bodenarbeit die Pferde zu selbstsicheren, gelassenen und damit zu zuverlässigen Partnern in der pädagogischen Arbeit auszubilden. Die Kurstage waren sehr intensiv und ich genoss es, mich voll und ganz auf diese Aufgabe und das Lernen konzentrieren zu können. Am Abschluss des ersten Blocks stand eine schriftliche Prüfung. Die anfängliche Erwähnung dieser Tatsache hatten alle Teilnehmer mit von Erstaunen und Ehrfurcht geprägten Mienen aufgenommen, gab es dem Ganzen doch gleich einen sehr ernsten Anstrich. Bei einem abendlichen Telefonat mit meinem Mann meinte dieser dann auch: „Das ist dann wohl doch eine ernste Sache und kein Ponyhof-Urlaub!“

Der nächste Block startete dann ein halbes Jahr später, und bis dahin sollten wir das Gelernte mit unseren Pferden vertiefen und regelmäßig Berichte nach Enkingen senden.

Am 29.03.2005 ging es dann wieder eine Woche nach Enkingen. In diesem Block habe ich so viel über das Trainieren der Pferde vom Boden aus gelernt. Ich erkannte auch, dass ich bei Renate Jurklies in den besten Händen war. Sie vermittelte uns alle Fähigkeiten, um später im Berufsleben allein, ohne Hilfskräfte, mit dem Pferd und dem Klienten zu arbeiten. Bis dahin war es weitverbreitet, dass eine Hilfskraft während der Therapie das Pferd führte oder longierte, während der Therapeut sich auf den Klienten konzentrierte. Dieses hat in meinen Augen gleich drei Nachteile. Zum einen macht es die Therapie teurer, zum anderen ist der Therapeut immer darauf angewiesen, eine Hilfskraft zu organisieren. Er begibt sich also in eine gewisse Abhängigkeit. Außerdem kann es auf das Beziehungsdreieck zwischen Klient, Pferd und Therapeut störend wirken, wenn eine Hilfskraft so nah am Geschehen beteiligt ist.

Wir lernten verschiedenste Führtechniken, die uns dazu befähigten, den Klienten immer im Auge zu haben und das Pferd aus jeder Position, auch auf Abstand, führen zu können. Zudem wurden wir an die Arbeit mit Langzügel herangeführt. Hier geht der Pferdeführer wie bei einer Kutsche hinter dem Pferd, während der Klient reitet. Das vermittelt dem Klienten ein freies Reitgefühl, da der Therapeut ganz aus seinem Sichtfeld verschwindet.

Rein praktisch sah das Training so aus, dass wir nach Erlernen der Führtechniken die Pferde an einem langen Bodenarbeitsseil durch einen Hindernisparcours dirigierten, durch Tore, um Tonnen herum, über Planen, durch enge Gassen. Zwischen den Hindernissen wurden in fließenden Übergängen die Führtechniken und auch die Gangarten gewechselt. Das hat mir unheimlich viel Spaß gemacht und ich war ganz wild darauf, das Gelernte bei meinen Pferden zu Hause auszuprobieren.

Ganz besonders hat mich die Freiarbeit fasziniert. Zunächst lernten wir durch Beobachtung einer Herde, wie Pferde untereinander kommunizieren. Wie sie sich dominieren, sich gegenseitig lenken, sich gegenüber anderen Pferden Raum erobern, sich einander anschließen und vertrauensvoll folgen. Ich war wie gebannt, fühlte mich glücklich, an diesem Ort des Lernens zu sein, und saugte alles Neue gierig in mich auf. Das Ganze fühlte sich an wie ein Fremdsprachen-Kurs für Pferde, es gab so viel zu entdecken, zu bestaunen und zu verstehen. Ich hatte so viele Aha-Momente und fühlte eine unbändige Lust, immer mehr zu lernen.

In Verbindung mit der Erforschung der Sprache der Pferde lernten wir danach, allein durch den Einsatz unserer Körpersprache, so auf das Pferd einzuwirken, dass es respektvoll vor uns wich, die Richtung wechselte, uns freiwillig folgte oder alleine durch unsere Körpersprache anhielt. Dass ein Pferd mir sein Vertrauen schenkte und mir freiwillig ohne Strick folgte, dass es sich von mir verstanden fühlte und ich es verstand, das waren magische Augenblicke! Diese Übungen gaben mir das Gefühl der gegenseitigen Verbundenheit zwischen zwei sehr unterschiedlichen Lebewesen. Wir sprachen jetzt, trotz aller Unterschiede, die gleiche Sprache.

Zum Ende des Blockes kam dieses Mal eine praktische Prüfung. Hier sollten wir die neu gelernten Techniken unter Beweis stellen. Wir konnten wählen zwischen Führtechniken und Longieren oder der Freiarbeit mit Pferd. Obwohl mich alle neuen Dinge so fasziniert hatten, wählte ich den sicheren, bekannten Weg, nämlich das Longieren, und bestand die Prüfung. Einige waren mutiger und wählten die Freiarbeit. Mit Betroffenheit mussten wir miterleben, wie eine Teilnehmerin in der Freiarbeit scheiterte und die Prüfung nicht bestand. Das war für uns alle eine bittere Pille.

Mit all diesen neuen Werkzeugen und Möglichkeiten im Gepäck fuhr ich wieder nach Hause. Ich freute mich maßlos darauf, das Gelernte mit meinen Pferden zu erarbeiten und zu vertiefen.

Block drei folgte dann am 21.08.2006. Ausbildungskurs Pferdegestützte Pädagogik und Therapie 1.

Zunächst ging es um die Grundinformationen zur Therapieform. Der Kurs war sehr strukturiert aufgebaut. Wir besprachen die Entwicklung der Therapieform und die Abgrenzung gegenüber verwandten Therapien und Ausbildungen. Intensiv wurde der ganzheitliche pädagogische Ansatz besprochen sowie die Möglichkeiten und Grenzen der Therapie. Um die Arbeitsweise besser verständlich zu machen, füge ich hier eine Definition aus dem theoretischen Teil meines Colloquiums ein.

Bei der Pferdegestützten Pädagogik und Therapie bildet die Beziehung zwischen Klient, Pferd und Pädagoge, auch Beziehungsdreieck genannt, die Grundlage für ganzheitliche Förderung. Die Förderung findet nicht hauptsächlich auf dem Pferd statt, sondern es werden alle Bereiche rund ums Pferd gleichwertig genutzt. Behandelt werden können alle Beeinträchtigungen, sowohl auf körperlicher als auch auf geistiger oder sozial-emotionaler Ebene. Konflikte und Lernblockaden über das Pferd zu lösen, ist einer der vielen Pluspunkte von PPT. Vom Pferd fühlt sich der Klient wertfrei akzeptiert und kann sich so für neues Lernen öffnen. Ein weiteres wichtiges Qualitätsmerkmal ist die zielorientierte Herangehensweise, mit der PPT-Maßnahmen vom Pädagogen geplant werden. Erst durch die strukturierte, schriftliche Vor- und Nachbereitung wird eine zielgerichtete und damit effiziente Arbeit möglich. Ein wichtiges Augenmerk liegt auch auf dem Herbeiführen von Primärdyaden, findet hier doch das höchste psychologische Wachstum statt. Anfangend von der Beobachtungsdyade, in der das Kind das Pferd beobachtet, über die Dyade der gemeinsamen Tätigkeit, bis hin zur Primärdyade, wo das Kind auch in Abwesenheit an das Pferd denkt. PPT wirkt dann auch über die PPT-Einheit hinaus im Alltag des Kindes. Ziel von PPT ist immer, die über das Pferd gewonnenen Erkenntnisse in den Alltag des Klienten zu integrieren. PPT sollte dabei eine Maßnahme auf Zeit sein. Die Therapieform ist darauf ausgelegt, wenn möglich abgeschlossen zu werden, wenn der Klient alle Ziele erreicht hat.

Für mich ist diese Herangehensweise wie personalisiert. Ich bin ein sehr temperamentvoller, spontaner Mensch mit manchmal übersprudelnden Ideen und mit einem hohen Energielevel. Das bringt viele Vorteile mit sich, aber leider nicht nur. Auf mich würde wohl die Diagnose Hyperaktivität mit Aufmerksamkeitsdefizit passen. In meinem Alltag bin ich oft unstrukturiert, unkonzentriert und – wie Freunde und Familie oft umgangssprachlich sagen – verpeilt.

Da ich einen sehr hohen Anspruch an meine Arbeit habe, kam mir dieser Arbeitsansatz sehr gelegen. Ich darf sagen, dass ich bei meiner Arbeit strukturiert, planvoll, vorausschauend und mit der passenden Ruhe agiere. Davon profitieren nicht nur meine Klienten, sondern auch ich selber!

Sehr spannend und aufschlussreich gestaltete sich die Selbsterfahrung am, mit und auf dem Pferd! Hierbei wurden wir gefilmt und später mussten wir uns einer Videoanalyse stellen. Für mich eine neue Art der Reflektion, die tief wirkte! In der Theorie befassten wir uns mit den Grundlagen zur Erarbeitung von Zielen. Am dritten Tag ging es zunächst theoretisch weiter mit dem konkreten PPT-Prozess. Von der Planung einer Maßnahme über die Zielfindung hin zur Erfolgskontrolle.

Nachmittags sollten wir dann in Zweiergruppen eine PPT-Maßnahme nach Vorgaben planen.

Der vierte Tag begann dann wieder praktisch. Renate Jurklies hatte eine Überraschung für uns, die es in sich hatte. Zu zweit sollten wir eine geplante Einheit am Pferd nachspielen. Dabei übernahm einer den Part des Klienten und der andere den des Therapeuten. Danach sollten die Rollen noch mal getauscht werden. Das Ganze wurde dann gefilmt, um es später in der Gruppe auszuwerten. Wir Teilnehmer reagierten, indem wir uns die Hände vors Gesicht schlugen und uns vor Unwohlsein auf unseren Stühlen hin und her wanden, begleitet entweder von nervösem Kichern oder entsetzten Blicken. Nachdem wir unsere Fassung wiedergewonnen hatten, ließen wir uns aber darauf ein. Was soll ich sagen – die Methode verlangte von uns, uns zu überwinden, in die unterschiedlichen Rollen einzutauchen und dadurch neue Blickwinkel und Perspektiven zu gewinnen. Sowohl die Durchführung als auch die Videoauswertung in der Gruppe war äußerst durchdringend und nachhaltig in ihrer Wirkung! Ein beeindruckendes Selbsterfahrungserlebnis mit Tiefgang!

Am fünften Tag wurden wir auf unser Praktikum, welches wir mit ein bis zwei Klienten zu Hause absolvieren sollten, vorbereitet. Wieder zu Hause, entschied ich mich für zwei Kinder. Einmal ein Junge mit Downsyndrom und ein Mädchen namens Leona. Leonas Mutter meldete sich bei mir Ende Mai 2006. Für die ersten Informationen füge ich hier einen Brief ein, den ich an meine Ausbilderin schickte:

Liebe Renate,

anbei sende ich Dir Informationen über eine Klientin, welche ich für mein Praktikum ausgewählt habe.

Leona wurde am 17.10.04 blind geboren.

Erstgespräch war am 03.03.06. Zu diesem Zeitpunkt konnte Leona noch nicht frei sitzen, nicht krabbeln. Sie konnte sich von der Rückenlage in die Bauchlage drehen und dabei kurz den Kopf oben halten. Von der Bauchlage in die Rückenlage zurück gelang ihr noch nicht.

Leona spricht nur die Worte Mama und Papa.

Leona ist in ihrer Gesamtentwicklung stark verzögert, es liegt keine geistige Behinderung vor.

Die Eltern wünschen sich von der Arbeit im PPT:

1. Förderung der Körper- und Sinneswahrnehmung
2. Kräftigung der Muskulatur zur besseren Rumpfkontrolle
3. Erlernen des Bewegungsmusters „Laufen“

Am 19.05.06 kam Leonie das erste Mal mit ihrer Mutter.

In der Zwischenzeit hatte Leonie gelernt, sich durch Rollen weiterzubewegen. Sie konnte auch kurze Zeit auf den Beinen stehen, wenn sie festgehalten wurde, machte aber keine Schrittbewegungen. Von der Bauchlage kam sie in den Vierfüßler-Stand und wippte dann vor und zurück. Leonie saß frei, wenn man sie hinsetzte, war aber dabei noch sehr instabil. Sie sprach jetzt auch die Worte Oma und Opa.

Die ersten drei Therapie-Einheiten dauerten 30 Minuten. Durch Tasten, Hören und Riechen wurde Kontakt zum Pferd aufgenommen und die Reitutensilien wurden kennengelernt. Dann ritt Leona gemeinsam mit der Mutter. Den Abschluss bildete das gemeinsame Absatteln des Pferdes, das Betasten der Reitgegenstände und des Pferdes.

Die nächsten drei Einheiten konnten wir schon auf 45 Minuten ausdehnen, wobei wir auch die Reitzeit deutlich erhöhten. Innerhalb von 6 Wochen bekam Leona 6 PPT-Einheiten. Die Mutter berichtete von folgenden Ergebnissen:

Nach der dritten Einheit machte Leona die ersten Schritte an der Hand und bewegte sich zu Hause durch Krabbeln fort. Sie kam selbst ins Sitzen. In den nächsten Wochen wurde besonders das Krabbeln von den Eltern zu Hause gefördert. Wir stellten fest, dass Leona beim Tasten harte Gegenstände weichen gegenüber bevorzugt. Felicitas Fell schien ihr unangenehm zu sein, glattes Leder hingegen fand sie gut. Mit der Führkette beschäftigte sich Leonie gerne, sie ertastete die verschiedenen Materialien mit Fingern und Mund.

Bei der Sprachentwicklung konnten wir lediglich – besonders beim Reiten – vermehrtes Lautieren feststellen. Nach 6 Wochen Sommerferien, in denen Leona anfing, Treppenstufen zu erkrabbeln, kurze Strecken an der Hand zu gehen und sich an Gegenständen in den Stand hochzuziehen –, setzten wir die Therapie fort.

Ich berichtete der Mutter von meinem bevorstehenden Praktikum, und dass ich mein Praktikum gerne mit Leona durchführen würde. Ab dem 1. September 2006 dokumentierte ich 15 Einheiten mit schriftlicher Vor- und Nachbereitung. Jeweils nach 5 Einheiten schickte ich meine Ergebnisse an meine Ausbilderin. Mit dieser hatte ich auch in Absprache mit der Mutter die Zielplanung angepasst.

Erstes Ziel war jetzt das Erlernen des Bewegungsmusters „Laufen". Als zweites Ziel nahmen wir die Sprachförderung dazu. Um das erste Ziel zu erreichen, machten wir eine Zieldifferenzierung. Über das Reiten wollten wir die Kondition und den Muskelaufbau fördern. Dieses ist die Grundvoraussetzung für das Verinnerlichen und Umsetzen des Bewegungsmusters „Laufen".

Bei der Sprachförderung wollte ich vermehrt Anreize fürs Sprechen schaffen. Beispielsweise könnte Leona das Kommando „Schritt" geben. Indem das Pferd dann losgehen würde, wäre das ein gutes Erfolgserlebnis und würde ihr die positive Wirkung von Sprache vermitteln. Zusätzlich würde ich die Sprachentwicklung noch durch ein breites Angebot an wahrnehmungsfördernden Maßnahmen vorantreiben. Als Therapiepferd wählte ich weiterhin Felicitas, da sie aufgrund ihrer Größe Mutter und Kind tragen konnte.

Im Verlauf der ersten fünf Einheiten beschäftigte sich Leona ausgiebig mit den Reit- und Putzutensilien. Ich benannte alle Gegenstände, die sie ertastete. Die Reitzeit wurde zunehmend verlängert. Zum Ende der fünf Einheiten lehnte sie sich kaum noch bei der Mutter an. Zu Hause saß sie mittlerweile sehr stabil. Sie konnte sich jetzt auch an Möbeln hochziehen und stehen, allerdings nicht frei.

Leona war oft quengelig und unzufrieden. Die Mutter berichtete auch, dass sie zu Hause manchmal schrie und um sich schlug. Ich teilte der Mutter meine Bedenken mit, dass Leona sich sprachlich nicht äußern könne, sie könne sich nicht mitteilen und das könnte ein Grund für die Unzufriedenheit sein. Umso wichtiger war die Sprachförderung.

Auch beim Reiten zeigte Leona manchmal schnell Ermüdungserscheinungen und saß dann schlecht gelaunt auf dem Pferd. Ich begann dann, eine kleine Melodie zu singen mit dem Text: „Nach vorne gehen, nach vorne gehen, Schritt für Schritt – und Leona geht mit.“ Leona hörte dann konzentriert zu und lachte. Von der Mama erfuhr ich dann, dass Leona zu Hause gerne Kindermusik hörte, rhythmisch mitwippte und die Melodie lautierend „mitsang“! Gemeinsam beschlossen wir, dieses zu unserem Vorteil zu nutzen und in die weiteren Einheiten kleine musikalische Elemente mit einzubauen. Nach und nach erlernte sie so das Wort „Schritt“, zunächst sagte sie nur „Ritt“. Benutzte sie dieses Wort als Kommando für Felicitas, setzte diese sich in Bewegung und belohnte so Leonas Bemühungen. Leona war von dem Erfolg so begeistert, dass sie laut lachte und vor Freude quiekte! Ein herrliches Kontrastprogramm zum sonstigen Quengeln.

Sie hatte die Worte ja und nein gelernt. Daraus haben wir auch ein Spiel gemacht. Beim Putzen gab ich ihr eine Bürste in die Hand und fragte: „Leona, ist das eine Bürste?“ Sie antwortete stolz mit „Ja“. Gab ich ihr stattdessen den Hufkratzer in die Hand und stellte die gleiche Frage, so antwortet sie stolz: „Nein!“ Auf die nächste Frage, ob das ein Hufkratzer sei, antwortete sie dann wieder freudestrahlend: „Ja!“

Für uns trat da eine wichtige Erkenntnis zutage. Leona sprach zwar die Worte nicht, kannte aber deren Bedeutung. Ihr passiver Wortschatz hatte sich damit erweitert. Wir haben getestet. Sie erkannte nahezu alle Reit- und Putzgegenstände. Kam Leona mit ihrer Mama auf den Hof, übten wir das Wort „Hallo“, und die Schritte, die Leona an der Hand auf mich zukam, wurden immer mehr.

Am 13.10.2006 starteten wir in die sechste Einheit. In den folgenden fünf Einheiten machte Leona gute Fortschritte. Sie erweiterte ihren Wortschatz über das Reiten in Verbindung mit Singen um die Worte „vorne“, „Gehen“, „Schritt“, „mit“. „Kette“, „Bürste“, „Putzen“ lernte sie über das Pflegen des Pferdes. Mit dem Wort „Putzen“ hatte Leona ein Wort, welches sie in der Therapie gelernt hatte, mit in ihren

Alltag genommen. Die Mama berichtete mir, dass sie das Wort benutzte, um den Eltern mitzuteilen, dass sie Zähne putzen wollte. Hört sich nach wenig an, ist aber viel, denn Endziel ist ja immer, das Gelernte in den Lebensalltag zu integrieren. Außerdem kommunizierte sie mit dem Familienhund mit den Worten „aus", „komm" und „nein", was ihr viel Freude bereitete. Insgesamt machte Leona mittlerweile zu Hause einen viel zufriedeneren und ausgeglicheneren Eindruck.

Leona verinnerlichte das Bewegungsmuster Laufen und ging immer weitere Strecken an der Hand der Mutter auf mich zu. Auch mit mir an der Hand lief sie. Die Mama berichtete aber auch, dass Leona zu Hause nicht mehr nur wenige Schritte an der Hand laufen wollte. Sie perfektionierte weiter das Krabbeln für sich, da sie so ihre Umwelt ohne Hilfe der Eltern erkunden konnte. Sie experimentierte fleißig beim Krabbeln, eroberte und begriff so ihr Zuhause.

Schon während dieser Zeit stand für mich fest: Das Ziel „Bewegungsmuster Laufen lernen" war erreicht. Logische Konsequenz war das freie Laufen. Sie stand ja auch schon eine Weile frei, aber sobald man sie dann zum Laufen animierte, setzte sie sich hin. Das war sowohl bei der Therapie als auch zu Hause so. Wir kamen an diesem Punkt einfach nicht weiter.

Nach Beendigung der 10 Einheiten schickte ich meine schriftlichen Vor- und Nachbereitungen an meine Ausbilderin. Zusätzlich bat ich um einen Telefontermin. Meine Ausbilderin hatte sich gut auf den Termin vorbereitet, indem sie alle meine Aufzeichnungen gründlich gelesen hatte. Ich berichtete ihr von der Blockade Leonas, selbstständig zu laufen. Renate Jurklies gab mir den Tipp, Leona ohne Mutter reiten zu lassen. Das würde ihr Selbstvertrauen aufbauen. Ihre Idee war, dass Leona unabhängiger von der Mutter werden müsste, um sich auf das Wagnis des unabhängigen Gehens einzulassen. Mit diesem aufschlussreichen Feedback wollte ich in die letzten fünf Einheiten starten.

Aber erstens kommt es anders als man zweitens denkt. Mehrere Ereignisse verzögerten meine weitere Ausbildung und die weitere Therapie von Leona. Ich verpasste den nächsten Block. Da ich sehr um Authentizität bemüht bin, möchte ich hier nicht verschweigen, dass ich damals seit mehreren Jahren mit einer Depression herumlief, die mich mal mehr und mal weniger begleitete. An einem bestimmten Punkt erdrückte mich diese Krankheit so sehr, dass ich mich mit der treuen und fürsorglichen Unterstützung meines Mannes in die stationäre Behandlung einer Psychiatrie begab. Im Rückblick betrachtet eine meiner besten Entscheidungen im Leben!

Als ich wieder arbeitsfähig war, stand bei Leona eine Augen-Operation an mit einer anschließenden Kur. So kam es, dass wir mit fünf Monaten Pause ab dem 09.03.2007 die Therapie wieder aufnahmen.

Im Vorfeld besprach ich mit der Mutter, dass Leona nun schrittweise an das Reiten ohne sie gewöhnt werden sollte, da dieses das freie Laufen begünstigen könne. Von der Mama kamen Bedenken diesbezüglich. Sie sorgte sich um Leonas Sicherheit. Ich nahm bei ihr eine innere Zerrissenheit wahr. Sie schwankte zwischen ihrem Bedürfnis, Leona behütend zu umsorgen, und dem Wunsch, Leona zu mehr Unabhängigkeit und Selbstständigkeit zu verhelfen.

Leona war nun 2 Jahre und 5 Monate alt. Sie kam mit ihrer Mama an der Hand auf mich zu und begrüßte mich mit „Hallo"! Das war neu und ich echote mit einem begeisterten „Hallo"! Die Mama informierte mich, dass Leona seit langer Zeit mal wieder an der Hand lief, sie war der Meinung, dass ihre Tochter das Laufen mit dem Reiten verbinden würde. Interessante Beobachtung! Da Leona sich laut Mutter zu einer kleinen Musikliebhaberin entwickelt hatte, was sich durchweg positiv auf ihre Sprachentwicklung auswirkte, dichtete ich für die nächsten Einheiten zur Begrüßung ein kleines Willkommenslied. Einen einfachen Vierzeiler in Bezug auf Leona, das Pferd und mich. Beim Reiten sangen wir unser altbekanntes Lied, bei dem Leona schon kräftig die Melodie aufnahm und eifrig viele Worte mitsang. Wir konnten feststellen, dass Leona über den Rhythmus des Pferdes in Verbindung mit Singen während des Reitens Worte schneller lernte. Die Mama erzählte auch, dass Leona ein absolutes Lieblingslied zu Hause hätte. So kam es, dass zwei Frauen und ein auf einem Pferd sitzendes Mädchen laut „An der Nordseeküste, am plattdeutschen Strand" singend über die örtlichen Wirtschaftswege tingelten.

Da die Umgebung, wo wir spazieren ritten, auch viel von Radfahrern und Spaziergängern frequentiert wurde, gaben wir bestimmt ein unterhaltsames Quartett ab. Zum Abschluss jeder Einheit sangen wir das Lied vom Hafertopf. Hierbei füllte Leona mit ihren Händen Hafer in eine Dose. Die Dose fungierte beim Singen als Rassel. Leona war begeistert und rasselte enthusiastisch mit. Sie ging aber auf den Liedinhalt ein, indem sie die Intensität des Rasselns bei den Worten „laut" und „leise" anpasste. Auch dieses nahmen wir als Ritual auf. Bei der Sprachentwicklung machten wir also viele Fortschritte. Beim Thema frei Laufen traten wir dagegen weiter auf der Stelle. Die Mutter-Kind-Beziehung wurde durch das Reiten, ohne dass die Mutter hinter ihr saß, arg strapaziert. Zusätzlich kam hinzu, dass Felicitas die Unruhe und Unsicherheit der Mutter wahrnahm und selber unsicher wurde. Das machte meine Aufgabe immens schwer, da ich nun die Unsicherheit der Mutter, des Kindes und des Pferdes ausgleichen musste. Das kann ich mal kompensieren, es darf aber kein Dauerzustand werden. Es folgte ein ausführliches Gespräch mit der Mama. Wir erarbeiteten im Gespräch den Zwiespalt, in dem sie sich befand und wie dieser sich auf alle Beteiligten auswirkte. Wir vereinbarten, dass die Mama Leona auf das Pferd setzen und sich dann zurückziehen und nicht wie vorher dicht neben dem Pferd hergehen sollte, am liebsten noch mit einer Hand an Leonas Rücken ... Leona saß zu dem Zeitpunkt auch schon so sicher, dass hier gar keine Notwendigkeit mehr bestand.

Mit großer Freude registrierte ich, wie die Mutter beim nächsten Termin ihre Tochter voller Zuversicht auf Felicitas Rücken setzte und – mit dieser Entscheidung völlig im Reinen – sich zügig vom Pferd entfernte. Die Einheit nahm entspannt ihren Lauf und fand für alle Beteiligten ein zufriedenstellendes Ende. In der nächsten Einheit schulten wir über die Kommandos „Schritt" und „Halt" Leonas Sprache, ihren Gleichgewichtssinn und ihr Reaktionsvermögen. Die Übung machte Leona viel Spaß. Sie konnte hier ganz aktiv mitwirken, mitbestimmen und genoss es, auch mal die Kontrolle zu übernehmen! Ein großer Schritt in Richtung Selbstständigkeit. Wenige Tage nach dieser Einheit bekam ich einen Anruf von der Mutter. Ich glaube, selten ist so viel Freude durch ein Telefonkabel hin und her transportiert worden. Leona war die ersten Schritte frei gelaufen! Selbst jetzt, wo ich diese Zeilen schreibe, macht mein Herz noch Purzelbäume!

Beim nächsten Termin rief Leona laut „Hallo" an der Hand der Mama und die letzten zwei Meter ging sie alleine auf mich zu. Ich befand mich schon in der Hocke und nahm sie in den Arm! Freude pur!

Mein Praktikum war hiermit beendet. Ich begleitete Leona aber noch lange Zeit weiter therapeutisch mit meiner Felicitas.

Am 04.08.2008 startete der letzte Block PPT in Enkingen. Zu meiner Überraschung traf ich da jene Teilnehmerin, die im Therapiepferde Block 2 durchgefallen war. Sie hatte diesen Teil wiederholt und erfolgreich bestanden. Da auch ich einen Kurs verpasst hatte, waren wir nun wieder zusammen.

Im ersten Teil des Kurses wurden wir in die Theorie der systemischen Arbeit eingeführt. Des Weiteren vertieften wir unser Wissen über die Rolle des Pferdes in der Therapie und die des Pädagogen oder Therapeuten. Zudem wurde die Zusammenarbeit mit den Eltern thematisiert. Welche Chancen es für die Finanzierung der Therapie gab, wenn die Eltern nicht zahlen konnten, wurde ebenfalls erörtert.

Im zweiten Teil legte jeder Teilnehmer ein mediengestütztes Kurzreferat über sein abgeleistetes Praktikum ab. Jeder Beitrag wurde in der Gruppe diskutiert und bewertet. Die Beiträge waren vielfältig und interessant.

Ich erinnere mich an einen sehr aufschlussreichen Beitrag aus dem Praktikum einer Schulleiterin. Ihr Praktikum hatte das Thema: „Mitarbeiterführung". Anhand des Bild- und Videomaterials wurde aufschlussreich dargestellt, wie Pferde Schwächen und Lücken in der Führungskompetenz aufdecken. Echt spannend, wenn der Mensch seine Erleuchtung hatte. Tatsächlich leuchteten die Augen und das ganze Gesicht auf bei der Selbsterkenntnis. Die durch das Pferd gewonnene Klarsicht über die eigene Handlungsfähigkeit wird besser angenommen als der reine Mensch-Mensch-Kontakt. Über die Arbeit mit dem Pferd werden sowohl Schwächen als auch Stärken sichtbar. Eine gute Möglichkeit, sich selbst neu aufzustellen im Hinblick auf Mitarbeiterführung. Motivieren können, delegieren können, Position beziehen, geduldig den Überblick behalten, standhaft bleiben oder auch mal nachgeben können. Es war der einzige Beitrag aus der Erwachsenenbildung und stellte ein attraktives Arbeitsfeld dar. Selbstverständlich gibt es viele Möglichkeiten, auch mit Erwachsenen zu arbeiten. Der größte Arbeitsbereich ist aber der mit Kindern und Jugendlichen.

Am vierten Tag des Blockes stand die Vorbereitung der Abschlussarbeit im Fokus. Hier bereiteten wir uns in Gruppen und auch alleine auf unser Colloquium vor. Es fand auch eine Kursauswertung und eine Ausbildungsauswertung statt. Diese diente der Reflektion und Verbesserung der Ausbildungsstätte und sicherte deren Qualität. Hier sei noch mal erwähnt, dass die Ausbildungsstätte einen nachhaltig sehr guten Eindruck bei mir hinterlassen hat.

Am 01.10.2008 reiste der gesamte Kurs zum letzten Mal zum Colloquium an. Mich begleitete ein Cocktail bunt gemischter Gefühle. Ich würde die intensive Lernzeit mit den Pferden vermissen. Schließlich bewegten wir uns während der Ausbildung in Enkingen in einem reinen Pferdekosmos, wo sich wirklich alles um Pferde drehte. Diese Zeit hatte eine ganz besondere Qualität. Wir waren von alltäglichen Pflichten abgeschirmt und konnten den Fokus ganz gezielt auf unsere Weiterbildung richten. Ein Luxus, den ich im Alltag nicht hatte. Gleichzeitig war ich aufgeregt, endlich mein Colloquium abzulegen, in Form einer PowerPoint-Präsentation. Ich möchte mich hier nicht weiter darüber auslassen, nur so viel. Ich schloss mit der Note 1,4 ab. Wie schon einmal erwähnt, ich will nicht überall perfekt sein, aber bei Herzensangelegenheiten möchte ich so nah wie möglich ran!

Wer jetzt neugierig geworden ist auf die Stätte meiner Ausbildung, dem sei gesagt, dass Renate Jurklies 2014 mit 65 Jahren in Rente gegangen ist. Bei der Recherche zu diesem Buch habe ich Kontakt zu ihr aufgenommen. 150 Teilnehmer haben bei ihr eine Ausbildung abgeschlossen. Gemeinsam mit ihrem Mann ist sie noch mal umgezogen. Der Grund war, dass sie ihre beiden Rentnerpferde mit zu sich nach Hause nehmen wollte, um gemeinsam mit ihren ehemaligen tierischen Arbeitskollegen jetzt auch die wohlverdiente Rente genießen zu können. Mit ihr umgezogen sind ihre beiden ehemaligen Therapiepferde „Gundi“, eine Haflinger-Dame, die stolze 35 Jahre alt geworden ist, und ihre Mangalarga Marchador – Stute „Sora“, ein „Gang-Pferd“, welches sie auch mit über 70 Jahren noch geritten hat. Auch Sora ist weit über 20 Jahre alt geworden.

Die Berufsbezeichnung Reittherapeut/Reittherapeutin ist übrigens kein geschützter Begriff. Theoretisch reicht es also, wenn man sich breitbeinig hinstellt, sich selbstbewusst in die Brust schmeißt und verkündet: Ich bin Reittherapeutin! Es gibt auch mittlerweile unzählige Ausbildungsstätten. Vom Lehrgang über zwei Wochenenden, bei dem noch nicht mal der Hauptberuf etwas mit Gesundheit oder

Sozialem zu tun haben muss und der Kurs 2018 bei ca. 700,00 € lag, bis hin zu mehrjährigen Wochenendausbildungen, bzw. Block-Praktika für aktuell 5000,00–6000,00 €.

Ausbildungsstätten, die Berufsgruppen ohne berufliche Vorerfahrung im sozialen, pädagogischen, psychologischen oder gesundheitlichen Bereich ausbilden, halte ich für fragwürdig. Quereinsteiger hört sich gut an, ist es aber oft nicht! Leider gibt es Reittherapeuten ohne ausreichende Qualifikation, die aber die gleichen Preise verlangen wie Therapeuten, die viel Arbeit, Zeit und Geld in ihre Ausbildung und in die Ausbildung ihrer Pferde gesteckt haben. Es kommt also vor, dass Kunden für viel Geld Reittherapie bekommen, ohne dass wirklich Therapie stattfindet. Denn Reittherapie ist eben nicht nur Kinder aufs Pferd setzen und sich freuen, dass das Kind auf dem Pferd strahlt und lacht. Das schaffen fast alle Pferde auch ganz ohne Reittherapeuten! Ja, das Kind hat Spaß. Diesen Service bekommt man aber auch bei der viel günstigeren, einfachen Pony-Führ-Stunde in vielen Reitschulen. Oder aber auch bei Pferdegewöhnungskursen speziell für Kinder.

Mein Ratschlag an alle Reittherapiekunden und die, die es noch werden wollen: nachfragen.

- Was ist Ihr Grundberuf?
- Bei welchem Institut haben Sie Ihre Zusatzausbildung gemacht?
- Wie lange hat diese Ausbildung gedauert?
- Stellen Sie einen individuellen Therapieplan auf?
- Dokumentieren Sie Ihre Stunden schriftlich?
- Gibt es regelmäßige Zielkontrollen und Entwicklungsgespräche?
- Sind Ihre Therapiepferde zu diesem Zweck ausgebildet?
- Sind Ihre Pferde als Therapiepferde versichert?

Je nach Antworten kann man dann entscheiden, ob die Therapie ihren Preis wert ist.

KAPITEL 3

DIE DREI WICHTIGSTEN PFERDEPERSÖNLICHKEITEN IN MEINEM LEBEN

DONNA FELICITAS

Genannt Felicitas oder noch kürzer einfach Feli. Von ihr habe ich im ersten Kapitel schon ein wenig erzählt. Sie war mein erstes Pferd. Ihr Großvater war der berühmte Dressurhengst Donnerhall. Er wurde mit Katrin Rehbein 1994 Deutscher Meister in der Dressur. 1997 holte er sich mit Katrin Rehbein Mannschafts-Gold und Einzel-Bronze in der Dressur EM. 1998 gehörte er wieder mit zum Team und gewann mit der Mannschaft wieder Gold bei der Weltmeisterschaft. Ich hatte das große Glück, diesem Hengst persönlich in seinem Zuhause auf dem Grönwohldhof zu begegnen. An das genaue Datum kann ich mich nicht mehr erinnern, nur so viel, dass es im Jahre 2001 gewesen sein muss. Ich war mit meiner Freundin Astrid in der Lüneburger Heide. Sie mit ihrem Ribot und ich mit meiner Felicitas. Sie machte den Vorschlag, auf gut Glück loszufahren, um Felicitas Großvater zu besuchen. Beim Gestüt angekommen, berichtete ich einem Angestellten, dass ich eine Enkeltochter von Donnerhall besäße und ob die Möglichkeit bestünde, ihn kennenzulernen. Uns wurde gesagt, dass Donnerhall gerade von Katrin Rehbein geritten würde und wir gerne zusehen dürften. Wir waren total überwältigt von dieser Möglichkeit und wie nett wir empfangen wurden. Ich weiß auch noch genau, wie Donnerhall danach abgesattelt und in eine Wasch-Box geführt wurde, wo er seine Beine abgeduscht bekam. So konnten wir diesen Athleten ganz aus der Nähe bestaunen. Ein unvergesslicher Moment. Im Januar des folgenden Jahres starb dieses legendäre Pferd an einer Darmvergiftung, und ich bin so froh, dieser Legende noch lebend begegnet zu sein. Er wurde nur 21 Jahre alt.

Felicitas Mutter vererbte ihrer Tochter großes Springtalent. Ihr Vater war Cor de la Bryere. Auch er war ein Ausnahmehengst. Er war Jahrgang 1968 und wurde 32 Jahre alt! Von meinem ersten Pferd wünschte ich mir, dass es bei mir mindestens 24 Jahre alt werden würde. Leider wurde sie nur 16 Jahre. Ihr Tod hat mich jahrelang bis in meine Träume verfolgt. Im Traum war es immer so, dass sie überlebt hatte und ich dann überglücklich war. Felicitas ist nicht das erste Pferd, welches ich durch Tod verloren habe, aber das einzige Pferd, das mir jahrelang in meinen Träumen begegnete.

Mit Felicitas habe ich wundervolle Reiturlaube und viele Abenteuer erlebt. Zu viele, um sie hier alle zu beschreiben. Von den beiden prägendsten möchte ich aber berichten.

Ich glaube, für jeden ist das erste Pferd etwas ganz Besonderes. Obwohl sie für eine Karriere im Sport hoch veranlagt war, gingen wir einen anderen Weg. Eine unserer liebsten gemeinsamen Unternehmungen waren lange Ausritte, alleine oder in Begleitung. Noch lieber fuhren wir aber in Urlaub. Meistens in die Lüneburger Heide und fast immer mit meiner Freundin Astrid oder mit Vera. Astrid lernte ich über Felicitas kennen. Sie hatte auch ein junges Pferd, ihren Ribot, und unsere Pferde standen im gleichen Stall. Seitdem sind wir beste Freundinnen, und selbst ihr Sohn Noah und mein Sohn Elija sind eng befreundet. Auch jetzt als erwachsene Männer! Astrid und ich erlebten herrliche Abenteuer mit unseren Pferden und im Urlaub kicherten und lachten wir wie 15-jährige Teenager. Vera habe ich kennengelernt, als ich 17 Jahre und sie 16 Jahre alt war. Auch wir kannten uns über Pferde. Unsere Freundschaft hält seit mehr als 30 Jahren. Sie war meine Trauzeugin, ich ihre und ihr jüngster Sohn ist mein Patenkind. Uns haben die Pferde verbunden und tun es immer noch! Solche Freundinnen zu haben, ist wunderbar!!!

Ein Abenteuer fand allerdings ein denkwürdiges Ende. Nachdem uns die Lüneburger Heide für unsere Abenteuer zu klein wurde, planten Astrid und ich eine Reise an die Nordsee mit unseren Pferden. Wir buchten Box, Bed and Breakfast in der Nähe von Cuxhaven. Beim ersten Ausritt ging es durch einen leicht hügeligen Kiefernwald. Nach dem letzten Hügel, umgeben von dichtem, dunklem Wald, eröffnete sich der Blick, für mich völlig unerwartet, auf das Meer. Ich wusste ja, dass wir in der Nähe vom Meer waren, aber bei uns in NRW kommt nach Wald eben Straße oder bestenfalls ein Feld. Aber vom Wald direkt den Strand zu erblicken, war trotz der Einfachheit für mich ein einzigartiger, bezaubernder Moment. Für den nächsten Tag war ein Ritt durch das Watt geplant, und im Laufe der Woche hatten wir es uns zum Ziel gesetzt, einmal bei Ebbe von Cuxhaven zur Insel Neuwerk zu reiten. Was für eine Herausforderung! Das hatte schon etwas von Nervenkitzel. Wir hatten über diese Tour schon viele tolle, aber auch einige unschöne Geschichten gehört. Unser Gastgeber erklärte uns den Weg durch das Watt, wo man relativ gefahrlos lange Strecken im Galopp auf dem Meeresgrund zurücklegen könne, ohne in die berühmt-berüchtigten Schlammlöcher zu geraten. Das ist sehr gefährlich! Manche Pferde bleiben dann im Schlamm stecken, und was das bedeutet, kann sich jeder selber ausdenken. Wir sollten uns immer rechts entlang der Reisigbesen, die den Weg durch das Watt markierten, halten. Genau so haben wir es gemacht. Am Strand angekommen, ritten wir rechts an den Reisigbesen entlang im Trab, am Ende rechts dann im Galopp. Wir taten gerade das, wovon wir jahrelang nur geträumt hatten. Ich konnte mein Glück nicht fassen, dass ich das war, die dieses gerade erlebte! Freiheit, Abenteuer pur, der Meeresboden bebte unter Felicitas Hufen, Wasser und nasser Sand stoben um uns herum und der Wind pfiff um meine Ohren. Wir ritten mit den Elementen der Natur um die Wette und die Kraft von 600 kg Pferd unter mir verlieh mir Flügel.

Plötzlich wurde Ribot neben mir langsamer und fiel vom Galopp in Trab, Astrid schrie: „Der Boden gibt nach!“, dann sah ich, wie Ribot mit den Vorderbeinen tief einsackte, sich aber sofort wieder befreien konnte und nach links auswich. Ich registrierte das alles, befand mich rechts von Astrid. Für einen Stopp war ich zu schnell, Bremsen ging, aber links war kein Platz, also rechts ausweichen und dann sackten Felicitas alle vier Beine weg. Ich sah das Szenario wie im Film. Ich saß auf meinem Pferd und meine Füße berührten den Boden. Das war alles so surreal! Ich vernahm das ganze Geschehen irgendwie aus einer anderen Perspektive, gefühlt von seitlich – oben. Ich glaube, wenn ich sage, „ich stand neben mir und beobachtete mich selbst“, trifft es das am besten. Alles war ruhig. Ribot stand still, Astrid war stumm, ich war starr und Feli unter mir auch. Es schien, als würde die Welt Pause machen. Trügerisch, ich wachte aus der Schockstarre auf, als ich merkte, dass Feli weiter absackte. Endlich reagierte mein Gehirn wieder und gab mir das Signal, vom Pferd runterzurutschen. Jetzt lag ich neben Feli im Matsch. Ich konnte sehen, dass sie bis zum Bauch im Wattboden steckte. Mir wurde übel vor Angst, denn wenn die Flut kam und Feli feststecken blieb … Ich zog und zerrte an Felicitas Zügeln, um ihr aufzuhelfen. Da, wo ich mich befand, war der Boden fester, sie musste mit den Vorderhufen auf den festen Boden kommen, um sich zu befreien. Astrid war inzwischen abgestiegen, hielt ihren Ribot am Zügel und animierte Feli mit der Gerte, aufzustehen oder sich nach vorne zu bewegen. Sie strampelte mit allen vieren. Mit Entsetzen stellten wir fest, dass Feli bei jeder Bewegung tiefer einsackte. Ich war so verzweifelt, dass ich laut weinte und Feli schreiend bat, aufzustehen. Ich gab Astrid die Zügel, sie war stärker als ich und sollte Feli nach vorne ziehen. Ich selber tat etwas sonst Unvorstellbares. Ich schlug Felicitas in meiner Verzweiflung mit aller Kraft mit der Gerte, um sie nach vorne zu bewegen. Das muss entsetzlich ausgesehen haben. Ich erinnere mich, dass ich weinend neben ihr kniete, sie mit der Gerte schlug und darum bettelte, sie möge aufstehen. Ich kniete ganz dicht bei ihr, sie wurde ganz ruhig und ich hatte das Gefühl, sie würde aufgeben. Aber dann spürte ich eine Veränderung, sie mobilisierte noch mal alle Kräfte, änderte ihre Taktik und bewegte jetzt nur die Vorderbeine, Astrid zog genau im richtigen Moment, ein Bein landete auf dem festen Boden. Ich kniete jetzt weiter vorne vor ihr und zog an der Mähne in dieselbe Richtung, Sekunden später folgte der andere Huf und traf dabei irgendwie meine Hand. Egal! Astrid zog am Zügel und ich an der Mähne. Felicitas robbte sich auf festen Grund und rettete so ihr Leben.

Wie wir zurückgekommen sind? Kein Plan. Ausnahmezustand. Ich stand wohl unter Schock. Meine Hand schmerzte, aber mein Pferd lebte. Am Stall angekommen, musste der Gastgeber nur mein Pferd sehen, um zu wissen, dass wir in größten Schwierigkeiten gesteckt hatten. Feli saß die Matsche bis zur Schweifrübe.

Am nächsten Morgen, der Schock saß uns noch in den Knochen, erklärten wir dem Gastgeber unseren Weg. Wir hatten uns vertan und waren den Reisigbesen, die den Hundestrand abtrennten, gefolgt.

Völlig falsch. Die Geschichte war glimpflich ausgegangen. Nach Neuwerk sind wir nicht geritten. Wir waren zu verunsichert. Das traumatische Erlebnis saß bei mir so tief, dass ich erst 12 Jahre später wieder mit einem Pferd ans Meer und ins Watt reiten sollte.

Ein anderes Abenteuer ereignete sich bei unserem 2. Wanderritt. Wir wollten die Eifel vom Sattel aus bereisen. Wieder waren Ribot und Felicitas mit von der Partie. Wir hatten uns für eine wunderschöne Station in Leudersdorf entschieden. Die Inhaberin war für ihr sehr gutes Essen und ihre überragende Gastfreundschaft bekannt. Die Gastgeberin Malika hatte die Strecke gewählt, es waren 23 km zu einem Reiterhof, wo man uns gegen 17:00 zu Kaffee und Erdbeerkuchen erwarten würde. Auf einer etwas anderen Route würde es am nächsten Tag zurückgehen. Danach hätten wir noch 3 Tage vor Ort, um die Gastfreundschaft von Malika zu genießen. „Warum nur 23 km?", fragten wir. „Glaubt mir, mit den Bergen hier reicht das komplett!" Auf ihre Frage, ob Astrid und ich denn Karte lesen könnten, sagten wir großspurig und mit einer gehörigen Portion Selbstüberschätzung: „Na klar, wir haben letztes Jahr selber einen Wanderritt über 70 km organisiert mit einer Übernachtung bei einer Freundin von Astrid!" Hach, waren wir stolz – und naiv!!!

Wir waren da ja im Flachland unterwegs gewesen. Hier war es bergig und auf den Karten war auch zu lesen, ob es hoch- oder runterging, was für die Orientierung enorm wichtig ist. Wir konnten das aber der Karte nicht entnehmen. Hätten wir uns mal bescheidener gegeben und es uns von unserer Gastgeberin erklären lassen. Wir verritten uns hoffnungslos. Damals waren wir tatsächlich nur mit einer Karte ausgerüstet, kein GPS oder Google Maps. Handy hatten wir zwar, aber die Eifel entpuppte sich damals als ein einziges, großes Funkloch. Drei Mal nahmen wir Anlauf, um einen Weg zu finden, drei Mal kamen wir am Ausgangspunkt wieder an. Unsere Stimmung? Nun ja, die Reizbarkeit lief Richtung Höhepunkt und die Stimmung

Richtung Tiefpunkt. Beim letzten vergeblichen Rundgang hatten wir in einer kleinen Ortschaft eine alte Frau bei der Gartenarbeit gesehen. Die wollten wir um Hilfe bitten. Wieder nicht eingeplante Kilometer zurück, davon hatten wir schon mehr als genug gesammelt. Auf dem Weg zu der gärtnernden Frau explodierten dann unsere Gefühle. Gegenseitige Schuldzuweisungen führten auf beiden Seiten zu Tränen des Zornes, zumal es jetzt 17:00 Uhr vorbei war und wir vom Zielort noch weit entfernt. Die Frau zeigte uns auf der Karte den Weg. „Da waren wir, da war kein Weg!“ Sehr direkt kam dann die Antwort: „Wenn die Karte sagt, da ist ein Weg, dann ist da ein Weg. Sie haben ihn nur nicht gesehen. Es ist ein Trampelpfad über eine Wiese!“ Ja, wer sollte denn ahnen, dass in der Eifel so ein fast unsichtbares Weglein ein offiziell eingetragener Weg sein soll! Wir auf jeden Fall nicht. In der Eifel tickten die Uhren und die Kartografen wohl anders. Wir bedankten uns artig bei der Dame, um uns danach weiter zu streiten. Mit drei Stunden Verspätung, es war schon fast dunkel, kamen wir an. Man hatte uns schon vermisst und auch bei Malika angerufen. Gott, wie peinlich! Kuchen gab es nicht mehr, aber ein gutes Abendessen. Danach und nach einer Flasche Rotwein versicherten Astrid und ich uns gegenseitig, dass wir mit jeder anderen Person nach so einem Tag nie wieder sprechen würden. Das war eine echte Belastungsprobe. Wir haben danach noch viele Urlaube unternommen, auch in die wunderschöne Eifel. Mit Schuldzuweisungen halten wir uns konsequent zurück, dass hatten wir uns damals versprochen.

Eine sehr lustige Anekdote gibts von dem Urlaub aber auch zu berichten. Nicht weit von Malikas Haus entfernt lag eine Burgruine auf einer Anhöhe. Wir hatten da schon mal Rast gemacht. Der Burghof war umgeben von einer Mauer. Durch einen breiten Eingang kam man auf eine Grasfläche. Sehr idyllisch und von außen nicht einsehbar. Dort konnten wir die Pferde sogar absatteln und frei grasen lassen, wenn wir uns in den Eingang setzten. Genau da wollten wir am letzten Tag noch mal hin. Am Fuß der Anhöhe übernahmen unsere inneren Kinder das Kommando. Wild johlend machten wir mit unseren Pferden ein Wettrennen im gestreckten Galopp den Berg hinauf und brüllten aus vollem Hals: „Angriff, wir stürmen die Burg!" Im Galopp preschten wir in den Burghof und merkten, dass wir nicht alleine waren. Zwei vor Schreck aufgerissene Augenpaare starrten uns an. Die verschreckten Augen gehörten zu einem Pärchen, das halb bekleidet auf einer Decke lag. Kurzzeitiges, verwirrtes Schweigen auf beiden Seiten. Dann lachten Astrid und ich laut auf und verkündeten: „Rückzug!", und an das Paar gewandt, „weitermachen!" Auf dem Rückweg gab es viel zu lachen und zwar so viel, dass wir erfahren durften, dass man auch vom Lachen Muskelkater im Bauch bekommen kann.

Meine Felicitas war Jahrgang 1992 und ich hatte sie fünfjährig gekauft. Sie war ein echter Hingucker! Nicht unbedingt von ihren Aussehen her, aber wenn sie sich bewegte, gingen den Leuten die Augen auf. Feli hatte drei sehr gute Grundgangarten. Im Trab schwebte sie mit viel Schwung dahin. So ein Trab ist Maga für das Dressurviereck, aber auch sehr schwer zu sitzen. Schwer zu sitzen, meint unter Reitern umgangssprachlich, es ist schwer für den Reiter, sich in die schwungvollen Bewegungen, die über den Rücken des Pferdes auf den Reiter übergehen, selber so mitzuschwingen, dass man das Pferd nicht stört. Wer das nicht kann, „hoppelt" dem Pferd ungemütlich auf dem Rücken herum – für Pferd und Reiter gleichermaßen unangenehm. Ich selber konnte das – aber wie sah das mit behinderten Menschen aus. Meine Klienten sollten je nach Möglichkeit nicht nur im Schritt reiten, sondern auch im Trab oder Galopp.

Zudem konnte Feli sehr starrköpfig sein. Mich forderte sie manchmal heraus. Als ich sie kaufte, hatte sie zunächst wahnsinnige Angst vor Spritzen. Wenn der Tierarzt – in dem Fall war es eine Ärztin – mit Ruhe und Geschick daran ging, musste ich sie noch nicht mal dolle festhalten. Ich erinnere mich aber sehr genau an unseren Dr. Pullert, einen polnischen Tierarzt mit dem Herz am rechten Fleck, aber immer in Eile. Der wollte, trotz meiner Vorwarnung, Feli lieber nicht angebunden in der Box in Ruhe zu impfen, stattdessen im Hauruckverfahren arbeiten. Das Anbinden des Pferdes lehnte ich strikt ab, indem ich darauf hinwies, dass Felicitas schon mehrere Halfter und Stricke bei solchen Angelegenheiten zerrissen hätte. Sein Praktikant sollte das Pferd festhalten. Nun gut, dachte ich bei mir, muss Feli eben mal zwei Männer erziehen! Sie ging mit Praktikant und Tierarzt am Hals auf Reisen um den ganzen Stall. Ein Pferd, welches nicht festgehalten werden will, können auch zwei Männer nicht festhalten. „Dommrwettr", stöhnte Dr. Pullert dann auch, „Ihre Pfäärd is wie eine Panzer!" Geendet hat die Aktion in der Box, wo der Doktor sich zur Ruhe zwingen musste. Felicitas hatte ihren eigenen Kopf, war stolz und schlau und hatte mich anfangs auch respektlos behandelt, indem sie mich anrempelte oder sich nicht von der Weide holen ließ. Einfangen war nicht das Problem, sie ging aber nicht mit, egal wie sehr ich zog. Ihren Respekt musste ich mir erarbeiten und verdienen. Als die Idee für die Reittherapie entstand, war Feli schon mein Verlass-Pferd in jeder Lebenslage.

Wie schlau und wie selbstbewusst sie war, bewies sie mir mit diesem Beispiel. Ich stamme aus einer Reitergeneration, in der die weitverbreitete Meinung vertreten und auch gelehrt wurde: „Ein Pferd hat sich dem Menschen unterzuordnen. Der Mensch ist der Chef, immer und überall. Punkt!" Ich übernahm das jahrelang kritikfrei und ohne es je zu hinterfragen. Eines Abends kam ich bei Regen, Wind und Dunkelheit mit einer anderen Reiterin aus der Reithalle. Wir ritten das Stück zum Stall und wollten, so schnell es geht, aus der Dunkelheit und dem Regen heraus. Kurz vor dem Stall war eine Straße, die wir noch überqueren mussten, rechts und links Bäume, die im Wind rauschten. Feli blieb vor der Straße stehen. Ich wusste nicht warum. Sie weigerte sich, wenn ich sie antrieb, vorwärtszugehen, um die Straße zu überqueren. Die hintere Reiterin stichelte schon: „Hast du dein Pferd nicht im Griff?" Ärgerlich gab ich Feli einen Klaps mit der Gerte und trieb sie energisch vorwärts. Genauso energisch verweigerte Felicitas ihre Mitarbeit, indem sie den Ansatz zum Steigen machte. Echt frech, grober Ungehorsam, und dann rauschte ein Auto die Straße entlang. Als dieses weg war, ging Feli, ohne zu zögern, ihrerseits über die Straße! Ich dummer, überheblicher Mensch. Ich schämte mich gegenüber meinem Pferd und versprach ihr, ihren Ungehorsam künftig immer kurz zu hinterfragen, bevor ich Gehorsam verlangte! Pferde hören besser als Menschen, das ist Fakt. Sie hatte das Auto gehört, ich nicht. Danke Felicitas!!!

Aber wie war das jetzt mit behinderten Menschen, würden sie Feli auch im Trab reiten können?

Die Antwort gab mir Feli selber. Meine Söhne lernten spielerisch auf ihr das Reiten. Ich merkte sofort, dass sie Kindern gegenüber anders war. Umsichtig und vorsichtig interagierte sie mit meinen Kindern. Sie bekam einen Voltigier-Gurt und ein dickes Western-Pad auf den Rücken, und egal in welcher Gangart, Felicitas gab auf meine Kinder acht. Das Traben war schon schwer, aber mit den Griffen am Gurt, an denen sich die Kinder gut festhalten konnten, ging es echt gut. Bei unserem ersten VHS-Kurs war Feli 12 Jahre alt, also war sie schon sieben Jahre an meiner Seite. Während meiner therapeutischen Arbeit mit ihr stellte ich fest, dass sie sich im Trab eine Art „Joggen" aneignete. Ein Trab mit wenig Schub und Schwung, sozusagen im Energiesparmodus. Auch körperlich beeinträchtigte Kinder konnten so auf ihr Trab und Galopp reiten.

Richtig beeindruckt hat sie mich aber hiermit: Ein noch recht unsicheres, aber auch zappeliges Kind saß im Schritt auf Felis Rücken. Das Kind schlackerte mit den Beinen am Pferdebauch herum. Feli verstand das so, dass sie antraben sollte, und trabte auch an. Das Kind sog ängstlich die Luft ein und drohte, herunterzurutschen. Feli merkte das, ging wieder Schritt und hielt sogar an. Und das alles, bevor ich eingegriffen hatte. Sie machte das von sich aus, ganz feinfühlig und sensibel! Die Gefühle, die ich für dieses Pferd dabei hatte? Liebe und Stolz wechselten sich ab. Es war ein unglaublich intensives Gefühl, so gut zusammenzuarbeiten, und Felicitas hatte ein wahres Talent für ihren neuen Job.

Von meiner Reitlehrerin bekam ich den Hinweis, dass Felicitas dadurch abstumpfen würde, denn in der Dressurarbeit sollen die Pferde auf ganz feinen Druck des Reiterschenkels reagieren und vorwärtsgehen. Feli und ich hatten damit nie ein Problem. Sie konnte sehr gut unterscheiden zwischen Kinderbeinen, die aus Versehen oder auch mal aus Ungeschicklichkeit etwas grob an ihren Bauch klopften, und meinen treibenden Schenkelhilfen im Dressurtraining. Am Anfang unserer Arbeit im therapeutischen Reiten sagte mir eine Reitlehrerin, die auch Turnierrichterin war: „Felicitas ist viel zu schade, um als Therapiepferd zu laufen!“ Hier komme ich nicht umhin, mit aller Vehemenz zu sagen: „Kein Pferd ist zu schade, um als Therapiepferd behinderte Menschen zu tragen. Es gibt höchstens Pferde, die dafür ungeeignet sind.“[1]

STERNCHEN

Im Jahre 2005 machte ich mich auf die Suche nach einem Pony, welches ich als Therapiepony ausbilden wollte. Gleichzeitig sollte es aber auch sportlich sein mit Talent für Dressur und Springen. Mir war es

1 Bestes Beispiel ist Jessika von Bredow-Werndel. Auf ihrem Hengst Unee BB, mit dem sie zahlreiche nationale und internationale Grand Prix Erfolge feierte, reiten kleine Kinder an der Longe in Gummistiefeln und Reithelm, und auch auf Aktionstagen, wo beeinträchtigte Menschen eingeladen sind, trägt Unee genauso würdevoll diese Menschen wie damals meine Felicitas.

sehr wichtig, dass ich mit meinem zukünftigen neuen Arbeitskollegen auf vier Hufen auch selber beim Reiten Spaß haben konnte. Damals hat man Pferde noch über Zeitungsannoncen gesucht und gefunden. Sternchen stand im Landwirtschaftlichen Wochenblatt. „Brauner Lewitzer-Wallach“ 8 Jahre, geritten, 138 cm Stockmaß.“ Nur 32 km entfernt. Also los. Ich wurde empfangen von Herrn Löber, der mir erzählte, dass seine Frau und eine seiner Töchter Lewitzer züchteten. Bis dahin kannte ich die Rasse gar nicht. Alles bunte Pferdchen, also Schecken. Nur Sternchen nicht. Der war einfach braun mit einem weißen Fleck auf der Stirn. Leider hatte die Züchterin vor ca. 1,5 Jahren einen Schlaganfall. Sie saß seitdem im Rollstuhl. Da die Ärzte jetzt sicher waren, dass sich ihre Situation nicht verbessern würde, sähen sie sich nun gezwungen, einige Pferde zu verkaufen. Sternchen wurde von Herrn Löber von der Weide geholt, am Tor standen noch zwei andere Pferde, die von Sternchen mal eben verscheucht wurden, indem er einmal nach rechts ausschlug und einmal nach links. Okay, selbstbewusst und keck. Herr Löber erklärte auch sofort, das Sternchens Mutter Herdenchefin sei und Sternchen dieses Amt quasi mit der Muttermilch aufgesogen habe. Die Mutter habe ich vor Ort auch kennengelernt, eine hübsche, braungescheckte Stute, die laut Züchter völlig unerschrocken war.

Um zu prüfen, ob Sternchen auch Menschen gegenüber so eine flotte Hinterhand hatte, wollte ich erst mal alle vier Hufe anheben. Was für ein arrogantes Pony! Beim ersten Versuch blieb er mit allen Hufen wie festzementiert stehen und signalisierte: „Hey, was bildest du dir ein, hier einfach aufzutauchen, und ich soll hier für dich die Füße heben, in MEINEM Stall???“ Ich machte ihm mit Ruhe und Bestimmtheit klar, dass genau das mein Plan war. Er gab mir dann alle Hufe und das war das erste von gefühlt 1.000.000-mal, wo Sternchen fragte: „Wer ist hier der Boss? Ich oder du?“ Er wurde mir dann noch vorlongiert, wo ich sehen konnte, dass er sich durchaus gut bewegen konnte. Er zeigte einen sehr guten Schritt und einen überdurchschnittlichen Trab. Der Galopp war, wie sage ich es jetzt mal liebevoll? Ein Schweinsgalopp! Wild, unkoordiniert, übermütig! Zur Information bekam ich, dass Sternchen erst mit 6 Jahren angeritten worden sei, und zwar auf der Insel Norderney, wo die Tochter ihre Ausbildung zur Pferdewirtin mache und wohin sie Sternchen für ein Jahr mitgenommen hätte. Hörte sich jetzt toll an, aber Sterni ist dort wirklich nur angeritten worden und danach gab es am Strand nur: „Lass gehen, Kapelle!" Ich sah darin einen Vorteil, so war er mit seinen 8 Jahren völlig unverbraucht. Ich bat darum, noch mal wiederkommen zu können, damit die Tochter mir Sternchen vorreiten könnte. So machten wir es. Ich wurde gefragt, was ich mit dem Pony vorhätte. Man sagte mir, dass die Züchterin nicht glücklich darüber sei, dass Sternchen Therapiepferd werden sollte, sie wünschte sich, dass er auch gefördert würde. Sie würde ihn lieber als reines Sportpony verkaufen. Beim nächsten Treffen war die Züchterin dabei. Ich stellte mich und meine Absichten vor. Vom Rollstuhl aus beobachtete sie, wie ich darauf bestand, Sternchen selber für das Reiten vorzubereiten, um ihn noch besser kennenzulernen. Beim Vorreiten machte er auf der rechten Hand nur Außengalopp, was so nicht gewollt war. Trotzdem war ich ganz angetan von diesem selbstbewussten kleinen Kerl, der durchaus Potenzial hatte für sportliches Training und von seiner Coolness auch für die Therapie geeignet sein sollte. Seine freche Art nahm ich in Kauf, hatte er mir doch auch vermittelt, dass er zur Mitarbeit überzeugt werden konnte. Auch die Züchterin konnte ich von mir überzeugen. Ihr gefiel mein Plan mit Sternchen, und so wurden wir uns einig. Einen Tag später holte ich Sternchen zu uns nach Hause. Der Kontakt zu Familie Löber besteht bis heute. Als unser Jonas seinen ersten Reiterwettbewerb mit ihm genannt hatte, habe ich Löbers eingeladen. Herr Löber kam mit seiner Tochter und die beiden beglückwünschten Jonas zum 5. Platz, sehr stolz auf die Nachzucht.

Sternchen hat seinen Namen übrigens auch von unseren Kindern. Er hieß im Papier „Springtide“, in seinem Papier stand aber auch, dass er das Abzeichen „Stern“ auf seiner Stirn habe. Jonas und Elija fragten dann, ob Springtide dann nicht umgetauft werden könnte auf Sternchen, und so sollte es dann sein. Auch ich durfte viele kleine Erfolge auf Turnieren mit ihm feiern. Am Jahresende schickte ich Löbers Fotos und Turnierberichte. Stolz gab Familie Löber alle Erfolge an die Besitzer von Sternchens Papa weiter, die mit ihrem Lewitzer- Hengst züchteten. Mehrere kleine Dressuren im Breitensportbereich konnten wir für uns entscheiden oder waren platziert. Die Tochter meiner Freundin Astrid hatte einen Springreiterwettbewerb mit ihm geritten und belegte auf Anhieb den dritten Platz. Ich habe viele Geschicklichkeitswettbewerbe mit ihm geritten und wir waren immer platziert oder sogar siegreich. Seine Gelassenheit konnte er auf den Punkt genau beweisen, und zwar so, dass er vor der Prüfung noch „wilde Sau“ spielte und in der Prüfung dann ganz bei mir war. Davon möchte ich etwas genauer berichten. 2007 hatte ich zwei gerittene Gelassenheitsprüfungen bei uns im Verein genannt. Eine mit Felicitas, eine mit Sternchen. Beide Pferde waren gleichzeitig da. Ich hatte Unterstützung von Astrid, die sich um das jeweilige Pferd kümmerte, welches gerade nicht in der Prüfung war. Zuerst hatte ich Prüfung mit Feli. Wir legten die Prüfung mit der Note 1 ab. Sterni stand am Rand und hat nur unruhig gewiehert, weil er es als Herdenchef als enorme Belastung empfand, dass seine Stute nicht bei ihm war und er sie nicht kontrollieren konnte. Dann hatte Feli Pause und ich musste mit meinem Sternchen auf den Abreiteplatz. Laut wiehernd trabte er über den Platz, beim Angaloppieren bockte er los. Ich erinnere mich noch sehr genau an Zuschauer, die amüsiert lachten, aber auch an einen Mann, der, ich muss es so sagen, schadenfroh grinste. Ich kannte meinen Sterni aber besser und lächelte über mein bockendes, unbändig wirkendes Pony. Ich war mir sicher, dass wir uns gleich im Parcours nicht blamieren würden. Die Prüfung begann, Sterni konzentrierte sich und bewies seine Stärke, seine Coolness und seine Bindung zu mir. Bei der letzten Aufgabe musste ich absteigen, dem Pferd das Kommando „Steh" geben und einmal um das Pferd herumgehen. Direkt danach musste ich mit dem Pferd an der Hand zu den Richtern vorgehen. Nach der Prüfung bekamen wir das Feedback der Richterinnen, die sehr zufrieden mit unserer Leistung waren und uns auch die Note 1 gaben. Ich freute mich wie Bolle und die Anspannung fiel ab, das merkte auch Sternchen. Er wieherte laut nach seiner Feli, tänzelte an meiner Hand und stieg leicht. Verwundert fragten die Richterinnen, was denn jetzt los sei. Ich sagte nur: „Die Prüfung ist vorbei, jetzt muss Sternchen wieder auf seine Stute aufpassen!" Ich liebe dieses Pony!

Im nächsten Jahr war wieder Gelassenheitsprüfung bei uns im Verein. Dieses Mal war ich schlauer und organisierte alles so, dass ich nicht beide Pferde gleichzeitig mitnehmen müsste. Da wir nicht weit vom Reitverein entfernt wohnten, ritt ich dieses Mal zum Turnier, erst mit Feli, dann mit Sterni. Sternchen ging dieses Mal viel ruhiger in die Prüfung. Eine Aufgabe war es, an Personen vorbeizureiten, die Regenschirme auf und zu machten. Alles gar kein Problem für Sternchen. Wir konnten wieder die Richter von uns überzeugen und sammelten ein Schleifchen ein! Mit dem Schleifchen am Kopf ritten Sternchen und ich gutgelaunt nach Hause. Wir begegneten zwei Spaziergängern, die, als es anfing zu regnen, neben uns ihre Schirme öffneten. Sternchen scheute, ging rückwärts, seitwärts, schlug wild mit dem Kopf und ich lachte mich auf meinem Pony kaputt! Die Spaziergänger fragten mich, ob mein Pferd Angst hätte. Ich sagte darauf nur: „Nein, mein Pony hat keine Angst, dem ist gerade langweilig und dann macht er sich eben das Leben bunter!" Ich liebe dieses Pony!

Auch mit Sternchen machte ich Urlaub. Sehr schnell wurde mir klar, dass er Wasser liebte. Es war noch nie ein Problem, mit Sternchen ins Wasser zu reiten. Problem war, dass er Wasser so sehr liebte, dass er sich mitsamt Sattel und mir obendrauf ins Wasser legte! Abgewöhnt habe ich es ihm so einigermaßen, indem er ohne Sattel und mich ab und zu baden gehen darf. Ich halte ihn dann an der Longe vom Ufer aus fest. Er tobt dann richtig, setzt und legt sich in die Fluten und schlägt mit den Hufen aufs Wasser, dass es nur so spritzt! Er versprüht dabei so eine Lebensfreude, dass mir dabei das Herz aufgeht. Als Dankeschön unterlässt er das Baden mit mir obendrauf dann meistens. Er kann unterscheiden, ohne Antonie auf dem Rücken – baden, mit Antonie auf dem Rücken – tragen! Ich vermute, dass er die Freude am Wasser irgendwie von Norderney mitgebracht hat. Er ist so wasserverrückt, dass er sich mit mir auch schon mal während eines Ausrittes in eine große Pfütze gelegt hat, zur Belustigung aller Mitreiter. Ich fand das nur so semi-lustig!

Und in der Reittherapie?

Sternchen zeigt sich auch hier als der, der er ist, eben ein richtiges Pony, mit dem so typischen Dickkopf. Lieb und menschenbezogen, wie er ist, stellt er sein Gegenüber dennoch oft vor Herausforderungen. Er fordert durch seine Art den Menschen heraus, sich durchzusetzen und weiterzuentwickeln. Typisch Profi bleibt er dabei aber immer ein zuverlässiges Therapiepferd, nämlich umgänglich und berechenbar. An ihm können meine Klienten wachsen.

Außerdem nenne ich ihn nicht umsonst den „Helden der Arbeit“. In der langen Zeit, die ich ihn habe, waren so oft Pferde krank, oft auch gleichzeitig. Und der Reitbetrieb? Klar habe ich einige Termine abgesagt, um nicht die ganze Arbeit auf Sternchen abzuwälzen. Aber so manches Mal hat er den Laden am Laufen gehalten. Einer langjährigen Kundin fiel das auch auf und ich sagte scherzhaft: „Wenn Sternchen mal seine letzte Reise antritt, bekommt er danach ein Denkmal bei uns im Garten.“ Mittlerweile ist das kein Scherz mehr.

Es besteht schon ein Plan, wie dieses Denkmal irgendwann mal aussehen soll. Aber noch ist es hoffentlich noch lange nicht so weit. Jetzt, wo ich diese Zeilen schreibe, ist Sternchen 25 Jahre alt und erfreut sich bester Gesundheit.

Sternchen hält als Herdenchef auch immer meine Pferdetruppe zusammen. Er ist ein super Chef, mutig, streng, teilweise sogar ruppig bis hart, aber er setzt sich auch für schwächere Mitglieder ein und sorgt somit für Frieden. Was heißt das für mich? Ich habe es schon am Anfang erwähnt. Sternchen fragt jeden Tag mehrmals bei mir nach, wer denn Chef ist, er oder ich. Das macht er ganz subtil. Er geht z. B. einen Minischritt mit dem Vorderhuf vor, wenn ich aufsteigen will. Ich schicke ihn dann konsequent diesen Minischritt wieder zurück. WEIL, wenn ich das nicht mache, übernimmt er Stück für Stück die Führung. Eine Zeit lang habe ich überlegt, ob ich dieses subtile Nachfragen unterbinden soll und absoluten Gehorsam von ihm verlangen soll. Ich habe mich dagegen entschieden. Aus Respekt vor seiner inneren Größe, die ich nicht negativ beeinflussen wollte. Durch seine Art kann er auch unsicheren Kindern in meinem Beisein Sicherheit vermitteln, denn er neigt nicht dazu, die Angst der Menschen zu übernehmen. Dazu ist er einfach zu selbstsicher. Als geborener Macho und Chef schmust Sternchen nicht gerne und spart mit Kuscheleinheiten. Er markiert eigentlich immer den starken Mann. Umso wertvoller sind die seltenen kuscheligen Annäherungen von ihm. Dass er ein Herzenspferd ist, bewies er, als unser Hund gestorben war. Zu dem Zeitpunkt war er schon 17 Jahre mein Pony. Ich kam an dem Tag erst spät zum Pferdefüttern, da ich frühmorgens mit unserer Hündin zum Tierarzt musste. Leider konnte der nichts mehr für sie tun, und als ich zum Pferdefüttern kam, war ich ein „Frauchen“ ohne Hund und in Tränen aufgelöst. Alle Pferde reagierten an dem Morgen anders auf mich. Zwei der dreiköpfigen Herde signalisierten: „Irgendwas ist anders mit Antonie“, widmeten sich aber schnell wieder ihrem

Futter. Sternchen kam zu mir, schnüffelte in meinem Gesicht und schnubbelte dann ganz vorsichtig mit seinen Lippen an meiner Stirn und an meinen Wangen. Ich kraulte ihm die Ohren, während er seine Stirn ausgiebig an meinen Bauch lehnte. So viel Trost, so viel Nähe, so viel Zuwendung – ähnlich tröstend wie die Umarmungen meines Mannes und meiner Söhne. Ich liebe dieses Pony!Stecke ich in emotionalen Krisen, wird mein unschmusbares Macho-Sternchen mir gegenüber zum Kuschelbär. Er kommt dann an und sucht meine Nähe. Sternchen vermittelt mir dann ein Gefühl der Sicherheit und der Stärke, ganz genau das, was ich als Mensch gerade brauche. Sternchen ist ein echt starker Typ in jeder Hinsicht.

Ach, habe ich es schon erwähnt? Ich liebe dieses Pony!!!

PARES

Sterni trägt Schuld daran, dass ich mich mit dem Lewitzer-Virus infiziert habe. Sein beeindruckender Charakter, gepaart mit seiner sportlichen Eleganz, hat dazu geführt, dass ich mich eingehender mit dieser Rasse beschäftigt habe. Herausgefunden habe ich, dass diese noch sehr junge Pferderasse aus Mecklenburg-Vorpommern stammt. Die Zucht begann erst in den 1970er Jahren auf dem VE-Gut Lewitz nahe Neustadt-Glewe (ehemalige DDR). Es sollten kleine, pflegeleichte, vielseitig einsetzbare, langlebige Ponys für die Kutsche, für Freizeit und Sport, aber auch für leichte landwirtschaftliche Arbeiten gezüchtet werden. Und natürlich sollten sie schön bunt sein! Sehr viele Wünsche, die in einem Pferd vereint werden sollten. Daher werden Lewitzer in vier verschiedenen Kategorien gezüchtet, ähnlich wie bei den Welsh Ponys. Die Farbgebung wird aber auch noch mal differenziert. Übrigens: Mit dem Lewitzer haben wir die einzige Farbzucht deutscher Pferde! Es sollte ein gutmütiges, geschecktes Pony für Kinder gezüchtet werden. Dabei wurde besonderer Wert auf einen ausgeglichenen Charakter und Leistungsbereitschaft gelegt. Aber gerade Ponys der Kategorie 2 und 3 erfreuen sich zunehmender Beliebtheit bei Erwachsenen. Kategorie I: Stockmaß 115–132 cm; Kategorie II: Stockmaß 115–147 cm; Verwendung: Freizeit & Landwirtschaft; Kategorie III: Stockmaß 138–147 cm; Verwendung: Reitsport; Kategorie IV: Stockmaß 136–148 cm; Verwendung: Landwirtschaft. Überwiegend gibt es Lewitzer Ponys als Braun-, Fuchs- oder Rapp-Schecken. Sehr interessant ist auch der Porzellan-Schecke. Das ist ein Schecke, dessen dunkle Flecken mit den Jahren, wie bei allen Schimmeln, weiß werden!!Besonders beliebt sind Tobiano-Schecken, sie zeichnen sich aus durch große, dunkle Fellflecken und wenig Weiß. Es gibt auch einfarbige Lewitzer, wie mein Sternchen. Die Farben sind nach Abteilungen aufgeteilt: Abteilung A: Platten- bzw. Tobiano-Scheckung: Braun-, Rapp-, Fuchs-, Isabell-, Porzellan-, Falb-Schecken; Abteilung B: alle übrigen Farben – außer Tigerscheckung & Schimmel.

Ich habe in meinem Leben mehrere Lewitzer gehabt, aber keiner ist so außergewöhnlich wie mein Pares!

Pares fand ich im Jahre 2008 im Internet. Ein süßes Fohlen-Portrait. Sanfte, kluge Augen schauten mich an. Das Foto zeigte ein schwarzes Köpfchen mit einer kecken weißen Schnippe auf der Nase, das Ganze umrahmt von einer weißen Mähne. Hört sich überirdisch schön an, ist er auch! Problem war, das Pony stand in Brandenburg, viel zu weit weg. Trotzdem siegte meine Neugier und ich rief die Züchterin an. Pares war zu dem Zeitpunkt 2 Jahre alt. Sein Vater war Poseidon und seine Mutter Milene, beides Rapp-Schecken. Ich hatte meinem Mann schon von diesem kleinen Pony erzählt, das bald die Zukunft meines kleinen Reitbetriebes sichern könnte. Aber der Weg war einfach zu weit. Der kleine Kerl ging mir aber nicht aus dem Kopf und das permanente Sprechen über ihn ging meinem Mann wohl allmählich auf den Keks. In manchen Fällen können nervende Frauen Männer positiv kreativ werden lassen, denn mein Mann Elmar hatte dann auch die zündende Idee. Elmar hatte vor einiger Zeit die Prüfung zur Erlangung der Privatpiloten-Lizenz für einmotorige Flugzeuge abgelegt. Er ist Mitglied in einem Luftsportverein, in dem man sich Flugzeuge leihen kann. Die Idee war, dass ich mir meine Freundin Astrid als Beraterin schnappen und Elmar mit uns nach Brandenburg fliegen würde, damit wir das Pony dort begutachten könnten. Ich rief bei der Besitzerin an und unterbreitete ihr unseren Vorschlag. Zu unserer Freude klärte sie uns darüber auf, dass es ganz in der Nähe einen alten Militär-Flughafen geben würde, wo so kleine Flugzeuge landen dürften. Also flogen wir nach Welzow.

Schon der Landeanflug war abenteuerlich: Über Funk sagte der Fluglotse: „Ihr kommt ja heute zum ersten Mal hier runter. Wir haben hier zwei Landebahnen, ich empfehle euch die rechte, die linke ist Schrott!“ Ah ja, danke für die Info, sehr vertrauenerweckend! Gut, dass keiner von uns an Flugangst litt! Nachdem Elmar den Flieger sicher und butterweich auf der landungstauglichen Bahn aufgesetzt hatte, was jeden Passagier in einem Linienflieger in frenetisches Applaudieren versetzt hätte, rollten wir zum Tower. Dort fragten wir den Fluglotsen, ob er uns ein Taxi bestellen könnte. Er strich sich nachdenklich über sein Kinn und erklärte: „Der nächste Ort, wo es Taxis gibt, ist schon sehr weit weg!“ Erschrocken machten wir lange Gesichter. „Echt jetzt?! Und wie kommen wir hier weg?“, fragte ich. „Wo müsst ihr denn hin?“ „Nach Bahnstrow!“ „Ach, das ist gar nicht weit weg, einmal quer über den Flughafen und ganz am Ende ist eine Lücke im Zaun, da könnt ihr durch. Ab da sind das noch so sechs Kilometer!“ „Sechs Kilometer?“, echote ich. Der Fluglotse lachte glucksend und sagte: „Kommt mal mit.“ Wir folgten ihm zu einem sehr alten, sehr klapprig aussehenden Schuppen, wo er eine Tür quietschend öffnete. Drinnen befanden sich drei sehr klapprige Fahrräder. Als hätte er unsere Gedanken gelesen, sagte der Lotse: „Sehen klappriger aus als sie sind, die könnt ihr nehmen!“ Dankend nahmen wir die Räder und los ging's. Wir holperten über die kaputte Landebahn, das Gelände war riesig und, von unserem Lachen aufgeschreckt, flüchtete noch ein Sprung Rehe ins Gebüsch. Wir waren in der ostdeutschen Provinz gelandet. Mittendrin im Nirgendwo. Dieser urige Flugplatz sagte alles. Wo bitte darf man einfach mit dem Fahrrad über einen Flugplatz, um dann durch ein Loch im Zaun zu verschwinden? Und wo bitte schön gab es solche Unikate an Flughafen-Personal? Nach sechs Kilometern fuhren wir in das kleine Dorf und fanden auch sofort den Pony-Hof. Im Garten arbeitete eine Frau. „Guten Tag, ich bin auf der Suche nach einem Pony namens Pares, das wir uns hier ansehen wollen!“ „Ja, das Pony steht hier, aber mit Ihnen bin ich nicht verabredet. Die Frau, auf die ich warte, hat eine weite Anreise und kommt bestimmt nicht mit dem Fahrrad!“ „Doch!“, lachten wir drei. Ungläubig sah sie uns an. „Wie kommt ihr denn mit dem Fahrrad hierher?“ Sie bat uns herein und bei einem Kaffee erzählten wir ihr unsere Geschichte.

Danach zeigte sie uns ihre kleine Lewitzer-Zucht und Pares. Pares stahl mein Herz innerhalb von Sekunden. Ein Rapp-Schecke, wie man ihn schöner nicht malen kann. Vier hochgestiefelte weiße Beine, an der linken Halsseite vom Mähnenkamm an drei weiße Zacken, die an einen Drachen erinnerten, an der rechten Halsseite ein weißer, spitz nach unten verlaufender Fleck, der an die Umrisse von Florida erinnerte. Eine weiße Mähne und auf der Nasenspitze eine weiße Schnippe. Ich strich mit den Fingern über die Mitte seiner Stirn, wo der Haarwirbel ist, um zu fühlen, ob da ein Horn wächst. Gewundert hätte es mich nicht. Pares war märchenhaft!!! Astrid fand ihn auch ganz bezaubernd. So flog ich nach Hause mit einem unterschriebenen Kaufvertrag. Zwei Wochen später holten wir Pares ab. Elmar und ich packten dieses Mal unsere Söhne mit ins Auto und fuhren dann mit dem Anhänger nach Bahnstrow. Wir stießen abends bei der Züchterin mit Sekt auf den Kauf an und am nächsten Morgen fuhren wir mit meinem neuen Pony Pares nach Hause.

Pares ist das sanftmütigste, liebste, unkomplizierteste Pony, das ich jemals hatte. Ich hatte, bis er drei Jahre alt wurde, mit der Therapiepferdeausbildung begonnen und sehr viel Bodenarbeit gemacht. Dreijährig habe ich ihn dann mithilfe meiner Freundin Astrid angeritten. Das erste Mal nur an der Longe im Schritt und Trab. Beim zweiten Mal kurz an der Longe und dann schon Schritt und Trab ohne! Beim dritten Mal Schritt und Trab ganz ohne Longe. Das vierte Mal direkt ab ins Gelände und das sofort alleine!!! Geplant war das so nicht, aber es hatte sich so ergeben, weil er einfach so außerordentlich unkompliziert war. Ich bewunderte ihn dafür! Dreijährig ist er auch schon die ersten Einheiten im Schritt bei der Therapie gelaufen. Nicht weil ich das so geplant habe oder es so wollte, sondern weil er es konnte! Und natürlich nur kurze Einheiten, da Pferde in diesem Alter nur über eine kurze Konzentrationsspanne verfügen.

Er spart mit Kranksein. Eine Hufgelenksentzündung, die wir lange und ohne Einsätze in der Reittherapie ausheilen ließen, und einmal Influenza. Ansonsten immer und allzeit bereit. Tierarzt? Bester Kumpel! Hufschmied? Immer wieder gerne! Verladen? Kein Problem! Alleine auf der Weide bleiben? Macht er locker!Er ist verschmust, mein „Hosentaschen-Pony“ – weil er am liebsten reinkrabbeln würde!

Alles, worum ich ihn bitte, macht er mit! Ich bin ihm so dankbar für seine brave, unkomplizierte Art! Gerade weil ich mehrere Pferde habe, weiß ich das sehr zu schätzen! Zeit mit Pares zu verbringen, bedeutet, nicht nur für meine Klienten, sondern auch in besonderer Weise für mich, Erholung, Ruhe, Frieden, die Seele baumeln lassen, Kraft tanken, innige Vertrautheit spüren. Für all das ist er ein Garant!

Gerade am Anfang, als Pares neu in meine kleine Herde kam, suchte er aktiv meine Nähe. Wenn ich kam, unterbrach er sein Fressen an der Heuraufe, ging auf mich zu, um an meinem Gesicht zu schnuppern und mir zärtlich ins Gesicht zu pusten. Ebenso fein pustete ich dann zurück. Dass ein Pferd für mich sein Futter liegen ließ, war neu für mich, und ich schätze mich noch heute glücklich für diese Erfahrung. Diese Gesten wurden im Laufe der Jahre zu unserem ganz eigenen Begrüßungsritual.

Sportlich habe ich ihn bis zur Dressurklasse L ausgebildet. Auf Turnieren vorgestellt und platziert bis Klasse A. Springen allerdings ist nicht so seins. Im Geländereiten ist er ein Traum. Wir haben auch viele Gelassenheitsprüfungen abgelegt, und ganz ehrlich – Gelassenheit ist sein zweiter Vorname! Geschicklichkeitswettbewerbe mit Trail-Aufgaben und kleinen Sprüngen waren auch unser Ding. Pares ist somit auch ein kleiner Schleifensammler.

Im Jahre 2015 sollte ich eine psychosomatische Reha in Bernkastel-Kues antreten. Einem Geistesblitz folgend, schaute ich auf Google Earth nach, ob es in der Nähe der Rehaklinik einen Reitstall gab, und tatsächlich war nur zwei Kilometer entfernt ein Reitverein.

Ich beratschlagte mich mit meinem Mann, ob es eine gute Idee sei, meinen Pares mitzunehmen. Mein Mann meinte, ich solle das mit meiner Ärztin absprechen, wie sinnvoll das sei. Meine Ärztin fand die Idee zwar außergewöhnlich, da sie aber wusste, dass Pares mein Ruhepol und meine Kraft-Tankstelle ist, stimmte sie zu. Ich organisierte eine Box für den Aufenthalt während der Reha. Im Reitverein wurde ich herzlich empfangen und Pares wurde bestens versorgt. Da ich erklärt hatte, dass Pares zu Hause im Offenstall lebt, achtete man darauf, dass Pares so viel Zeit wie möglich auf der Weide verbrachte. Ich genoss es, nach einem Tag in der Reha meine Abende bei Pares ausklingen zu lassen. An den Wochenenden machten wir lange Ausritte, um die Gegend zu erkunden. Diese kleinen Abenteuer waren ein willkommener Ausgleich für die ruhige, entschleunigende Routine des Rehaalltags. In der Reha war man auch erst überrascht, dass eine Patientin ihr Pferd mitbrachte. Nach wenigen Tagen waren aber alle Zweifel behoben. Ich erlebte eine erdende, hilfreiche Zeit in der Klinik und meine Therapien wurden durch die Anwesenheit meines eigenen Therapiepferdes perfekt vervollständigt.

Pares war es auch, mit dem ich mich 2018 meinen Ängsten stellte und mein Wattenmeer-Trauma erfolgreich überwand. Eine gute Bekannte, die ich durch den Verein „PonyPower 18 plus" kennengelernt hatte, hatte wiederum eine gute Bekannte, die schon unzählige Male mit ihren Pferden von Cuxhaven nach Neuwerk geritten war. Der Verein bot eine Reise mit 5 Übernachtungen auf Neuwerk an. Alles ganz einfach, Box und Wiese für die Ponys und Zelt oder Heu-Hotel für uns. Vor dem Heu-Hotel und dem Zelten schreckte ich zunächst zurück – schließlich hatte ich die Ü 40 schon seit Jahren überschritten und auch der einst so heiß geliebten Isomatte hatte ich schon vor langer Zeit abgeschworen. Meine Rettung war eine Klappmatratze, die für altersentsprechenden Komfort sorgen sollte. Ein Wattwagen, der von Pferden gezogen wurde, sollte unser Gepäck zur Insel transportieren. Obwohl ich nur eine Person kannte und ich ja sehr böse Erinnerungen an das Wattenmeer hatte, vertraute ich auf die Erfahrung der Bekannten, und so kam es, dass fünf Frauen mit ihren Ponys von Cuxhaven nach Neuwerk ritten. Der gesamte Urlaub war unvergleichlich. Es wurde der beste Reiturlaub meines Lebens. So viele neue Erfahrungen, so tolle neue Menschen, so viel positive Energie durch die Pferde, die Menschen und die Natur! Einschlafen mit einer Fremden im Zelt, die zu einer Freundin wurde, gleich nebenan konnte ich die Pferde hören. Und das Beste war mein Pares. Das sonst so gelassene Pony zeigte zunächst gehörigen Respekt vor den Wellen und der Weite, die eine Wattenmeer – Landschaft mit sich bringt. Als er sich aber mit der neuen Umgebung arrangiert hatte, blühte er förmlich auf! Er wollte überall der Erste sein und flog nur so mit mir über den Wattboden. Pares liebte das Meer. Auf Erinnerungsfotos von diesem Urlaub hat Pares einen ganz anderen Ausdruck im Gesicht. Das sanfte Gemüt wich einem forschen, entdeckerfreudigen Blick. Ich bin jedes Mal, wenn ich diese Fotos sehe, fasziniert von dieser Verwandlung. Aus Pares Augen sprühte echte Begeisterung!

Außerdem erfüllte ich mir mit Pares einen Traum. Ich wollte schon immer mal auf einem ungesattelten Pferd ohne Trense und andere Hilfsmittel reiten. Also einmal ohne alles. Angefangen habe ich mit der Verwirklichung dieses Traumes, indem ich Pares zunächst mit Halsring ritt. Hier verfeinerte ich meine Hilfengebung so gut, dass Pares in allen drei Gangarten auf Gewichts-, Schenkel- und Stimmhilfen reagierte. Und eines Tages war es dann so weit. Meine damalige Jahrespraktikantin machte ein Video. Pares und ich galoppierten über unseren Reitplatz, nur ein Pferd und ein Pferdemädchen … vertrauensvoll streckte ich im Galopp die Arme aus und fühlte mich glücklich und frei!

KAPITEL 4

WIE WIR MIT UNSEREN PFERDEN WOHNEN

Zuerst war das Pferd da, dann das Haus, der Garten und die Wiese.

Ich erinnere mich noch sehr genau, als ich mit Elmar in seine Heimat fuhr, um seine Eltern zu besuchen. Wir gingen spazieren und sahen ein kleines Fachwerkhaus inmitten einer Wiese stehen. Daneben ein alter Stall mit einem Loch im Dach, aus dem ein Pflaumenbaum wuchs, und daneben ein Esel. Alles sah ein bisschen heruntergekommen aus, trotzdem hatte dieser Ort seine ganz eigene Anziehungskraft.

Jahre später, wir wohnten mittlerweile in Elmars Heimatdorf, stand dieses Haus zum Verkauf. Ein Paar hatte sich das kleine Anwesen gekauft, den Stall komplett abgerissen, das Fachwerkhaus renoviert und sich dann getrennt. Das kleine Anwesen hatte viel von seinem Charme eingebüßt. Wo früher eine blühende Obstwiese war, stand jetzt nur noch das Haus auf dem nackten Acker. Den Pflaumenbaum gab es nicht mehr. Das Haus stand damals schon zwei Jahre zum Verkauf, allerdings war es viel zu teuer und wirkte auch sehr klein.

Immerhin hatten wir schon Jonas und unser Elija war bereits unterwegs. Ein Makler zeigte uns das Haus, es war von innen gar nicht so klein und würde auch unseren Kindern Platz bieten. Vor dem Makler verbarg besonders ich mein stark wachsendes Interesse und mäkelte stattdessen an der Raumaufteilung und der Lage des Hauses auf dem Grundstück herum. Als der Makler weg war, fragte Elmar wissend lächelnd, ob ich das Haus wirklich so schrecklich finden würde. Ich riss die Arme hoch, legte sie Elmar um den Hals und sagte: „Ich liebe es!“ Wir waren uns da einig, wussten aber, dass der Preis für uns unerschwinglich war. Elmar gab ein unverschämt niedriges Gebot ab und wir bekamen den Zuschlag. Wir konnten unser Glück nicht fassen, und so wurden wir Ende 1999 Eigentümer dieses Hauses. Die Vorbesitzer waren es wohl leid, noch mehr Zeit verstreichen zu lassen, und wollten mit diesem Kapitel ihres Lebens abschließen. Bei dem, wie die Dinge damals liefen, drängte sich mir der Verdacht auf, dass das Leben uns zur richtigen Zeit an den richtigen Ort gebracht hatte und sich ineinandergefügt hatte, was zusammengehörte. Dieser Gedanke kam mir danach noch sehr oft im Leben. Ich fühlte mich in diesem Haus mit meinem Mann und unseren Söhnen so willkommen und zu Hause wie noch nie zuvor in meinem Leben. Ich wusste damals schon lange, dass ich mit Elmar den genau richtigen Mann für mein Leben gefunden hatte, und jetzt hatten wir auch den genau richtigen Platz für dieses Leben gefunden. Ich war angekommen!

Kurz nach unserem Einzug, Elija trug ich immer noch unter dem Herzen, stand ich in unserer Küche und sah durch das Fenster neben der Spüle hinaus auf die Felder und erträumte mir unser weiteres Leben. Ich ertappte mich bei dem Gedanken: „Aus diesem Fenster möchte ich noch schauen, wenn ich 80 Jahre bin!“

Es bestand noch eine eingereichte Baugenehmigung vom Vorbesitzer für eine Wagenremise und einen Pferdestall mit zwei Boxen und einer Sattelkammer. Meine Felicitas stand damals im Ort am

Reitverein. Die Idee, unser Zuhause auch zum besten Zuhause für mein Pferd zu machen, lag nahe. Nun ist es so, dass Elmar so gar nichts mit Pferden am Hut hat. Er sieht Pferde, wenn überhaupt, am liebsten aus weiter Entfernung. Dass ich mein Herz nicht nur an ihn, sondern vor ihm schon an Pferde verloren hatte, trägt er mit mal mehr, mal weniger Fassung. Und ich kann es ihm nicht so ganz verübeln. Es ist hinlänglich bekannt, dass eine Partnerschaft mit einem Pferdemenschen eine echte Herausforderung ist, und nicht selten gehen solche Beziehungen in die Brüche. Der Partner eines Pferdemenschen zu sein und zu bleiben, erfordert auf beiden Seiten Durchhaltevermögen, viel guten Willen, gegenseitiges Verständnis, Geduld und den unbändigen Willen, immer wieder aufs Neue in die Beziehung zu investieren.

Elmar selber war die treibende Kraft, die Baugenehmigung nicht ungenutzt verfallen zu lassen. Er wollte den Stall bauen. Er stellte aber für das Wohnen mit Pferden zwei Bedingungen. Ich müsste gewährleisten, dass wir trotzdem viel und lange in Urlaub fahren könnten, und er wollte mit der praktischen Versorgung der Pferde nichts zu tun haben. Für mich war das fair – schließlich war es meine Leidenschaft. Ich holte meine Freundin Astrid mit ihrem Ribot mit an unseren Stall. Wir teilten uns die Arbeit und die Kosten. Die tägliche routinemäßige Versorgung lag bei mir. Größere Aufgaben wie Misten, Zäune reparieren, Wiese düngen, Heu laden usw. machten wir gemeinsam. Im Gegenzug für die tägliche Grundversorgung meinerseits übernahm Astrid die Versorgung der Pferde immer dann, wenn wir in den Urlaub fahren wollten. So war der Plan und der Plan ging bestens auf.

Am 11.12.2001 beendeten wir den Bau der Remise und des Pferdestalls. Als alles fertig war, luden wir meine Eltern ein. Meine Mama kam auf den Hof, sah sich um. Links die Wagenremise, daneben unser Wohnhaus, rechts der Pferdestall. Die drei Gebäude zusammen ergaben ein U. Sie schlug die Hände vor ihren Mund. Ich war verwirrt, gefiel es ihr nicht?

Sie staunte weiter und sagte dann: „Antonie, so wolltest du schon immer wohnen. Es gibt ein Bild, was du als Kind gemalt hast, da ist alles genau so drauf!“ Ich konnte mich erst wieder richtig an das Bild erinnern, als sie es mir zeigte. Sie hatte es aufbewahrt. Auf dem Bild sind drei Gebäude, die Wagenremise ist etwas anders, eher wie eine Hundehütte. Beim Wohnhaus stimmen die Lage auf dem Grundstück sowie die Ausrichtung des Giebels und das einladende Dielentor. Der Stall ist genau wiederzuerkennen. Allerdings sind es drei Boxen anstelle von zwei. Aber auch hier gibt es zweigeteilte Boxentüren, die man oben separat öffnen kann, damit die Pferde herausschauen können. Mitten auf dem Hof habe ich mich gezeichnet. Mit einem Hund, Katzen, Enten und Hühnern und einem Kaninchen. Die drei letzteren Tierarten sind allerdings nie bei uns eingezogen.

Durch diese Zeichnung wurde mir bewusst, dass ich mit Elmar an meiner Seite anfing, meinen Kindheitstraum mit Leben zu füllen. Während mein Unterbewusstsein bestimmt tatkräftig bei der Stallplanung mitgemischt hatte, ist es aber schon sehr rätselhaft, dass das Wohnhaus, welches ja schon über 100 Jahre stand, meiner Zeichnung so ähnlich war.

Wir pachteten dann 2002 1,4 Hektar Land von unserem Nachbarn, welches auf der gegenüberliegenden Straßenseite unseres Grundstücks liegt. Dieser säte die Weide ein und wir setzten die Zäune. Die Ersten, die einzogen, waren tatsächlich Felicitas und Ribot. Astrid selber hatte zu dieser Zeit nur ihren Sohn Noah, der ein Jahr älter war als unser Elija. Ihre Tochter Charlotta war noch nicht auf der Welt. Die Anfangszeit war geprägt von sonntäglichem Brunch mit unseren Männern und den Kindern. Nach dem Frühstück sattelten Astrid und ich unsere Pferde und ritten aus. Die Männer kümmerten sich um Kinder und Küche, um danach Karten zu spielen. Kamen wir nach

Stunden glücklich und müde von unserem Ritt nach Hause, feuerten die Männer den Grill an. Was für eine tolle Zeit!

Im Laufe der Jahre standen immer zwischen 2 und 4 Pferde bei uns. Die Weiden habe ich so konzipiert, dass die Pferde viele, möglichst lange Wege gehen können, um ihren Bedürfnissen nachzukommen. So liegt der gepflasterte, mit einer Heuraufe und Heunetzen ausgestattete Futterplatz gut 30 Meter von der Tränke entfernt. Der Offenstall und der Ruheplatz mit einer Strohraufe befinden sich gut 250 Meter vom Fressplatz und ca. 220 Meter von der Tränke entfernt. Damit trage ich dem Grundbedürfnis der Pferde nach Bewegung, Luft und Licht Rechnung. Für mich selber ist es ein Mehraufwand, der sich aber lohnt. Die Pferde danken es mir mit Zufriedenheit, Ausgeglichenheit und Gesundheit. Da meine Pferde nicht 24 Stunden auf die Wiese gehen sollen, weil dieses Gesundheitsrisiken wie Kolik oder Hufrehe mit sich bringen kann, war mir das besonders wichtig. So wird den Pferden auch genügend Bewegungsanreiz gegeben, zum Beispiel im Winter, wenn die Pferde teilweise gar nicht auf die Weide dürfen.

Ein schmaler Gang führt vom Paddock, welcher Reitplatzmaße hat und auch als solcher dient, hinüber zum Offenstall. Auf diesem Gang liegen große Äste oder alte, ausgediente Weidepfähle, die hier ein upcycling als Bodenhindernis erfahren. Hier sollen die Pferde die Hufe heben, um so zusätzlich fit zu bleiben. Im Galopp machen sie sogar kleine Sprünge darüber, wenn sie es besonders eilig haben, weil sie mich mit der Futterkarre ankommen sehen. Bei dem Anblick macht das Füttern doppelt Spaß und auch hier lohnt sich der Mehraufwand, den das für mich mitbringt. Einige Hindernisse liegen auch wie ein Labyrinth. Das animiert die Pferde dazu, Schlangenlinien zu laufen. Diese Hindernisse umschiffe ich auch mit meiner Mistkarre leichter als die, die den kompletten Gang blockieren. Ich achte aber schon darauf, dass die Hindernisse, die ich uns allen in den Weg lege, nicht zu groß und schwer sind, denn ich muss sie ohne viel Anstrengung zur Seite räumen können, wenn ich mit der Mistkarre unterwegs bin. Und nicht nur ich. Auch meine vielen kleinen und großen Helfer musste ich dabei im Blick behalten.

Der Offenstall hat drei geschlossene Wände und an der Vorderseite zwei Ein - und Ausgänge, damit rangniedrige Pferde immer eine Möglichkeit zur Flucht haben. Auf dem Platz davor habe ich einen Pony-Spielplatz eingerichtet, mit einer Wippe und einer Brücke zum Drüberreiten sowie einem Erdhügel und einer Sandkuhle zum Durchreiten.

Die Weide ist in drei Teile aufgeteilt. Eine sehr große, eine große und eine sehr kleine Weide. Die kleine Weide nutze ich meistens im Winter als zusätzlichen Auslauf. Im Sommer wird sie geschont, damit sie regenerieren kann. Die beiden großen Weiden werden abwechselnd gedüngt, sodass den Pferden in der Weidesaison immer eine Weide zur Verfügung steht.

Der Stall am Haus mit den zwei Boxen wird von den Pferden nur im Notfall bewohnt. Sie lieben ihren Offenstall und nehmen nur bei extremen Wetterkapriolen oder Krankheit die Boxen in Kauf. Die Boxen sind sehr groß und können bei Bedarf um einen Paddock der gleichen Größe erweitert werden. Daher bietet eine Box auch vorübergehend mal 2 Pferden Platz. Vor den Boxen und der Sattelkammer ist ein überdachter Putzplatz eingerichtet. Hier bereite ich mit den Kindern die Pferde fürs Reiten vor. Bei Regen kann man auch im Schritt hier ein paar Runden reiten. Von der Sattelkammer aus führt eine Leiter auf den Heuboden – der Abenteuerspielplatz für alle Kinder. Meine eigenen Kinder haben hier ganze Tage und Nächte verbracht, zusammen mit Freunden, Katzen und Mäusen sowie Spinnen und den unvermeidlichen Spinnweben. Ein Ort, der Geborgenheit mit Abenteuern verbindet. Auch meine Reitkinder lieben diesen Ort, der selbst bei schlechtem Wetter gute Laune macht. Ich selber gehe mindestens zwei Mal täglich die Leiter hoch, um Heu vom Heuboden zu holen. Manchmal, wenn ich den Müßiggang einlege, gehe ich einfach so auf den Heuboden. Ich habe uns allen aus einem Rundballen ein Heu-Sofa gebaut. Von Zeit zu Zeit setze ich mich ins duftende Heu und schmuse ausgiebig mit den Katzen. Diese Augenblicke versetzen mich dann in meine Kindheit. Nicht, weil ich das in meiner Kindheit erlebt habe, sondern weil ich schon als Kind von solchen Momenten geträumt habe. Erst im späten Jugendalter kam ich nämlich selbst mit Pferden und dem dazugehörigen Heu in Berührung. In diesen müßigen, gemächlichen Zeiten spüre ich besonders meine Dankbarkeit, diesen Ort mit meinem Mann gemeinsam erschaffen zu haben. Einen Hof, auf dem unsere Kinder wild und frei aufwachsen konnten und den wir gerne mit unseren Freunden und Nachbarn, aber auch mit meinen Reitkindern und deren Familien teilen. Dankbar bin ich auch für das Feedback unserer Gäste. Meine Kunden beschreiben nicht selten, dass die Zeit, die sie auf unserem Hof verbringen, sich für sie wie ein Kurzurlaub anfühlt.

Das schönste Kompliment, was ich diesbezüglich bekommen habe, kam von der Schwester eines Reitkindes. Während die kleine Schwester über Jahre einen festen Platz in der Reittherapie hatte, nutzte die große Schwester die Gelegenheit, in den Ferien unseren Hof und die Tiere näher kennenzulernen. In allen Ferien bot ich Pferdefreizeiten für behinderte und nicht behinderte Kinder an. Nach einer dieser Ferienfreizeiten sagte das Mädchen zu mir: „Antonie, wenn ich mal als Pferd auf die Welt komme, dann möchte ich dein Pferd sein!"

KAPITEL 5

DIAGNOSE AUTISMUS UND MEINE ARBEIT MIT JOSCHA

Mitte 2017 meldete sich eine Frau Rose. Sie berichtete mir von Frau B. und deren Sohn, welche sie als Sozialarbeiterin betreute. Frau B. befand sich in einer äußerst prekären Lage. Frau B. war alleinerziehend. Bis zur Einschulung lebte Frau B. allein und isoliert mit ihrem Sohn zu Hause. Einen Kindergarten besuchte er nicht. Bei der Einschulungsuntersuchung wurde der Verdacht auf Autismus geäußert und von einem daraufhin aufgesuchten Arzt bestätigt. Joscha litt an frühkindlichem Autismus. Beim Eintritt in die Schule sprach er nur wenige Worte. Die Krankheit ihres Sohnes überforderte die Mutter im höchsten Maße. Frau B. litt seit Jahren an Schlaflosigkeit sowie daraus resultierender körperlicher und nervlicher Erschöpfung. Joscha hatte einen gestörten Schlafrhythmus, schrie viel, hatte Wutausbrüche, die nicht selten mit Aggressionen gegen die Mutter endeten. Die Mutter fand keinen Zugang zu ihrem Sohn und empfand dieses als sehr belastend. Sie weinte viel und fühlte sich traurig und hilflos.

Sie war schon lange verzweifelt, fand aber von sich aus nicht den Weg, um sich Hilfe zu holen. Mit Frau Rose bekam sie die Unterstützung, die sie so dringend brauchte. Mehrmals die Woche besuchte Frau Rose die Familie, klärte die Mutter über die Besonderheiten der Krankheit auf, organisierte Arzttermine sowie Ergotherapie und Logopädie. Außerdem sorgte sie dafür, dass Joscha in der Schule von einem Integrations-Helfer begleitet wurde. Zudem machte sie regelmäßig lebenspraktische Übungen im Alltag mit Joscha, wie einkaufen, Zimmer aufräumen usw. In dieser Zeit hatte die Mutter Zeit für sich allein. Frau B. erholte sich, fühlte sich verstanden und strukturierte mit Frau Rose ihren Alltag neu. Der Umgang mit Joscha wurde leichter, die Therapien zeigten Wirkung und der Alltag entspannte sich zunehmend. Der Mutter fiel bei einem Zoobesuch auf, dass Joscha großes Interesse an Tieren hatte. Frau Rose hatte die Idee, dass ein Haustier Joscha den Kontakt zur Außenwelt erleichtern könnte. So zogen bald zwei Kaninchen in die Wohnung ein. Joscha zeigte Begeisterungsfähigkeit. Er wurde in die Versorgung und Pflege der Tiere von der Mutter fest eingebunden. Er verbrachte aber auch außerhalb der Pflege gerne Zeit mit den Tieren und zeigte ihnen seine Zuneigung und Führsorge. Die Tiere gaben ihm Einblick und Zugang in seine Gefühlswelt. Die gemeinsame Aufgabe rund um die Tiere wirkte sehr positiv auf die Beziehung zwischen Mutter und Kind. Joscha konnte die Zuneigung der Mutter, wie z. B. Umarmungen, jetzt besser annehmen und erkannte die Positivität dieser körperlichen Nähe. Für die Mutter war es eine emotionale Erleichterung, dass ihr Sohn sie jetzt auch öfter von sich aus in den Arm nahm.

Für mich interessant war, dass autistische Menschen erst lernen müssen, dass körperliche Nähe für andere wichtig, tröstend und angenehm ist, berichtete mir Frau Rose. Autisten fühlen da anders, ihnen ist Nähe oft unangenehm und nicht mit positiven Gefühlen besetzt. Für sie ist das ein kognitiver Lernprozess. Joscha lernte, dass eine Umarmung seinerseits für die Mama wichtig war und ihr Freude schenkte. Der Zugang zu anderen Menschen blieb aber weiterhin schlecht, was besonders den Schulbesuch erschwerte. Dass Joscha Tieren gegenüber Emotionen zeigte, brachte Frau Rose auf die Idee, es mit einer Reittherapie zu versuchen. Und so kam ich ins Spiel. Ich war sehr interessiert an der Arbeit mit Joscha, allerdings hatte ich nur wenig Erfahrung mit diesem Krankheitsbild. Da ich nicht sofort einen Therapieplatz frei hatte, lud ich die Mutter, Joscha und Frau Rose zunächst zu einem Kennenlern-Termin ein.

Joscha war mir gegenüber sehr zurückhaltend. Er begrüßte mich erst nach Aufforderung durch die Mutter mit einem *Hallo*. Augenkontakt stellte er nicht her. Ich hatte ein kurzes Vorstellungsgespräch mit der Mutter, die einen aufgeschlossenen und freundlichen Eindruck auf mich machte. Frau Rose hielt sich dezent zurück. Joscha zeigte großes Unwohlsein und drehte sich von uns weg. Mit mir sprach er gar nicht. Bei Fragen meinerseits an ihn wandte er sich an die Mutter und antwortete ihr anstelle von mir. Auf die Frage, wie alt er sei, antwortete er, an die Mama gerichtet, er sei sieben Jahre alt. Dies entsprach nicht der Wahrheit, er war zehn Jahre alt, konnte aber locker für einen Siebenjährigen durchgehen. Interessant, dass er da bewusst die Unwahrheit sagte. Ich machte mir hier gedanklich eine Notiz, um später dieser Sache auf den Grund zu gehen. Denn eine gängige Annahme, dass Autisten nicht lügen können, widerlegte Joscha damit. Die Sprache war monoton und abgehackt, jedoch gut verständlich. Ich löste die kleine Vorstellungsrunde auf und hoffte, dass meine tierischen Co-Therapeuten die Situation für Joscha erleichtern würden. Zu der Zeit wohnten 3 Pferde bei uns. Pares, Sternchen und Chicco. Chicco war die freundliche Leihgabe einer guten Bekannten von mir. Ein Shetlandpony von 92 cm. Sie hatte mir das Pony für meine Arbeit zur Verfügung gestellt.

Wir gingen auf die Weide. Die Mutter und Frau Rose stellten

Fragen zu den Pferden, die ich detailliert beantwortete. Mir blieb nicht verborgen, dass Joscha jetzt interessiert zuhörte, während ich über die unterschiedlichen Charakterzüge der Pferde berichtete. Er hielt sich aber immer noch im Hintergrund. Sternchen war es dann, der neugierig näherkam und sich gezielt Joschas Mutter aussuchte, um sich streicheln zu lassen. Frau B. war auch ganz angetan von unserem Sternchen und fragte ihren Sohn, ob er Sternchen auch mal streicheln wolle. Tatsächlich ging Joscha näher an Sternchen heran und streichelte ihn zaghaft, aber mit einem Lächeln im Gesicht. Mir fiel auf, dass er seine Handfläche dabei durchstreckte und das Fell nur mit den Finderkuppen berührte, so als wolle er, dass möglichst wenig seiner Hand mit dem Pferd in Berührung kam. Er tastete auch noch die Mähne ab, diese schien ihm aber nicht zu behagen, denn er schüttelte danach seine Hände aus. Die anderen Pferde guckte er sich nur an. Auf dem Rückweg lief Joscha einige Schritte ausgelassen über die Weide. Seine Bewegungen wirkten dabei merkwürdig unkoordiniert, jedoch durchaus fröhlich. Etwas von seiner Anspannung war wohl abgefallen. Sternchen hatte seinen Job als Therapiepferd auch bei dieser kurzen Visite und aus Eigenmotivation – denn er kam ja selbstständig zu uns – mehr als gut erledigt und hatte für eine Lösung der angespannten Atmosphäre gesorgt.

RECHERCHE AUTISMUS

In der Folgezeit recherchierte ich im Internet das Krankheitsbild frühkindlicher Autismus. Hier eine kurze Zusammenfassung meiner Recherche:

Der frühkindliche Autismus ist die schwerste Form von Autismus und wird auch oft Kanner-Autismus genannt. Leo Kanner hat dieses Krankheitsbild als Erster beschrieben. Es gibt drei Merkmale. Als

Erstes ist die soziale Interaktion gestört. Das fällt schon im Säuglingsalter auf. Auch in diesem zarten Alter weichen die Babys schon aktiv dem Blickkontakt ihres Gegenübers aus. Gestik und Mimik fehlen und ein Lächeln kann in dieser Zeit völlig fehlen. Das ist für die Eltern emotional sehr belastend, denn das Lächeln festigt gerade in diesem Alter die Bindung. Die Babys schreien sehr viel und haben einen ungewöhnlichen Schlafrhythmus. Auf den Arm genommen und getragen zu werden, beruhigt sie nicht. Ganz im Gegenteil, oft wehren sie sich bei körperlicher Nähe. Im Kleinkindalter fehlt ihnen die Fähigkeit, Gefühle in den Gesichtern ihres Gegenübers zu lesen, was oft zu Missverständnissen führt. Sie kapseln sich von ihrer Umwelt ab, indem sie nur mit Gegenständen spielen, nicht aber mit den Eltern oder gleichaltrigen Kindern.

Ein zweites Merkmal ist die gestörte Sprachentwicklung. Die Kinder lernen erst sehr spät sprechen, manchmal gar nicht. Ihre Sprache ist monoton und wird nicht oder nur gering mit der passenden Mimik und Gestik begleitet. Oft werden auch nur Wörter ohne Zusammenhang aneinandergereiht.

Das dritte Merkmal ist das stereotype Verhalten. Mit Hingabe werden Gegenstände nach Größe oder Farbe sortiert. Beim Spielen mit einem Gegenstand werden bestimmte Spielzüge immer und immer wieder wiederholt. Auch Bewegungsmuster, wie sich selber wiegen oder Hände reiben oder mit dem Finger auf Gegenstände tippen, werden wie im Zwang wiederholt. Unterbricht man diese Rituale, reagieren die Kinder mit Angst. Oft ist dieses Verhalten zu beobachten, wenn das Kind sich in Gruppen aufhält. Es sucht dann räumliche Abtrennung unter einem Tisch oder von der Gruppe abgewandt in einer Zimmerecke. Diese Rituale scheinen den Kindern Sicherheit zu geben, wenn um sie herum vermeintlich zu viele Reize vorhanden sind.

Oft weigern sich diese Kinder, bestimmte Kleidung zu tragen. Sie haben wenige Lieblingsteile, die sie immer tragen wollen. Das resultiert oft aus einer anderen Körperwahrnehmung. Die Haut reagiert viel empfindlicher auf Berührungen aller Art. Die Sinneswahrnehmung ist auch auf anderen Gebieten stärker ausgeprägt. Sie hören oft sensibler und nehmen Geräusche wahr, die wir nicht oder nur abgeschwächt hören. Zum Beispiel das Ticken einer Uhr am Handgelenk der Mutter oder das Surren eines Kühlschrankes. Beim Essen beschränken sie sich auf wenige Gerichte und probieren nur sehr schwer etwas Neues. Generell ist alles Neue für diese Kinder anstrengend und mit Stress verbunden. Sie fühlen sich in immer gleicher Routine wohl.

Sehr oft ist auch die Intelligenz betroffen. In Joschas Fall ist das aber nicht so. Ein Test hat ihm eine durchschnittliche Intelligenz bestätigt.

Ich habe viele Informationen aus medizinischer Sicht gesammelt. Was ich nicht fand, waren Erklärungen, wie sich ein Kind mit Autismus fühlt. Die Defizite wurden klar benannt, aber was es in den Menschen auslöst und warum sie sich im Umgang mit anderen Menschen so schwertun, blieb ein Geheimnis für mich. Einzig dass Routine und Abschotten von der Umwelt ihnen Sicherheit vermittelm, konnte ich herausfinden.

ZURÜCK IN DIE PRAKTISCHE ARBEIT

Im letzten Viertel des Jahres begannen wir dann offiziell mit der Therapie. Frau B. und ihr Sohn wurden wieder von Frau Rose begleitet. Ich begrüßte die Damen und Joscha, wurde aber nur von den Damen zurückgegrüßt. Frau B. forderte ihren Sohn auf, mich zu begrüßen. Er flüsterte ein *Hallo*, ohne mich anzusehen. Ich nahm das so hin und grüßte zurück mit *Hallo* und sagte noch, dass ich mich freuen würde, dass er heute da sei. Auf meine Frage hin, mit welchem Pferd er gerne Zeit verbringen möchte, sagte er an die Mutter gewandt: „Sternchen." Wir führten gemeinsam das Pony von der Weide. Wir holten das Putzzeug und ich begann, Sternchen zu putzen. Ich bot Joscha an, mir zuzugucken, und später auch, es selbst zu versuchen. Er ließ sich auf meine Einladung ein, putzte aber sehr zögerlich. Schaute sich die Bürste und die Pferdehaare genau an während seiner Tätigkeit. Eine Zeit lang wirkte er wie versunken, um dann plötzlich, fast hektisch, die Bürste in die Putzkiste zu legen. „Fertig", sagte er. Ich sattelte Sterni mit seinem Reit-Gurt mit zwei Griffen und einem Reitkissen. Ich zog diese Kombination einem Ledersattel vor, da dies den Kindern mehr Sicherheit bot und die Kinder über das Kissen besser den Körper und die Bewegungen des Pferdes spüren können. Dann bat ich Joscha, seinen Helm aufzusetzen. Laut aufjaulend wendete er sich an seine Mutter, dass ihm diese Option gar nicht passte. Frau Rose und die Mutter redeten ihm gut zu. Frau Rose argumentierte, dass alle Reiter aus Sicherheitsgründen beim Reiten einen Helm tragen müssten. Ich bestätigte das und sagte ihm, dass auch ich immer einen Helm tragen würde. Ich zeigte ihm meinen und setzte diesen auch auf. Ich hatte im Stall auch Bildmaterial und Fotos zu dieser Thematik, die ich heranholte und ihm zeigte. Ich war mir sehr sicher, dass ihn das überzeugen würde. Falsch gedacht, Joscha widersetzte sich hartnäckig. Ich war zunächst einmal sprach- und ratlos. Die Damen sahen mich erwartungsvoll an, während Joscha von mir abgekehrt zu Boden schaute und sehr ungeduldig und verzweifelt wirkte.

Probleme zu lösen, braucht manchmal Zeit und die nahm ich mir jetzt. Ich ging in mich und suchte nach der nächsten Idee zur Lösung des Problems. Dabei versuchte ich, weiterhin einen gelassenen und kompetenten Eindruck zu machen, obwohl ich mich gerade nicht so fühlte. Ganz hinten in meinen Erinnerungen zum Thema Autismus ploppte plötzlich etwas auf. Autisten sind Kopfmenschen, sie lösen Probleme kognitiv und haben mitunter einen brillanten Verstand. Ich erklärte ihm, dass der Kopf des Menschen ein äußerst wichtiges Körperteil sei. Er steuere alle Funktionen des Körpers und verdiene deshalb einen besonderen Schutz. Mittlerweile hatte sich Joscha zu mir gedreht. Er sah mich zwar nicht an, hörte aber zu. Dann wurde ich persönlicher. „Dein Kopf ist deine Denkzentrale und der Helm schützt deine Denkzentrale." Nun guckte mich Joscha für eine Millisekunde an, kam dann auf mich zu, nahm mir den Helm aus der Hand, ging damit zur Mama und ließ ihn sich aufsetzen. Das Aufsteigen mit einer kleinen Stehleiter als Aufstiegshilfe stellte kein Problem dar. Lediglich leicht unkoordinierte Bewegungen in Verbindung mit Gleichgewichtsstörungen traten zutage. Ich motivierte ihn, Sternchen das Kommando "Schritt" zu geben, ohne Erfolg. Also übernahm ich das und hoffte, dass Sternchens Gehorsam ihn beeindrucken würde. Wir gingen auf den Reitplatz. Frau B. und Frau Rose blieben jetzt im Hintergrund. Ich selbst mühte mich um ein Gespräch, bekam aber keine Resonanz. Ich gab kleine Anweisungen, wie z. B. das Pferd zu klopfen, ich wurde ignoriert. Ein seltsames und unbehagliches Gefühl für mich. Nach ca. 15 Minuten passierte etwas Unerwartetes und ich musste sofort reagieren. Wie aus dem Nichts versuchte Joscha, während des Reitens abzusteigen. Ich war überrumpelt, konnte ihn aber gerade noch festhalten und Sternchen zum Stehen bringen. Erschrocken fragte ich: „Was tust du da?" „Absteigen", war seine nüchterne Antwort. Ich erklärte ihm, was eine angemessene Reaktion gewesen wäre, und bat ihn für das nächste Mal, mir vorher Bescheid zu sagen, was er tun wollte. Er fügte sich meinen Anweisungen, auf dem Pferd sitzen zu bleiben, ich berücksichtigte seinen Wunsch aber, indem wir zum Stall zurückritten, wo er dann absteigen konnte.

Nach dem Reiten half er mir noch bereitwillig, abzusatteln, die Hufe auszukratzen, aufzuräumen und Sterni sein obligatorisches Leckerli nach der Arbeit zu geben. Ja, auch Pferde haben ihre Rituale. Ich erklärte ihm, dass, wenn wir das vergäßen, er lautstark wieheren und mit den Hufen scharren würde. Es schien mir, als würde Joscha über das Gesagte nachdenken, während wir Sterni fütterten. Die Verabschiedung lief ähnlich wie die Begrüßung, nämlich auf Anweisung der Mutter. Ich selber sagte Joscha zum Abschied, dass ich mich schon auf das nächste Mal freuen würde. Und das tat ich auch. Obwohl das Kennenlernen durch zeitweiliges Unbehagen auf beiden Seiten gekennzeichnet war, freute ich mich auf die neue Aufgabe und mein Interesse, mehr über Autismus zu lernen, war geweckt.

Eine Woche später kam Joscha nur von seiner Mutter begleitet. Wir begrüßten uns mit Hallo, wobei er leicht von seiner Mama unterstützt wurde. Allerdings schaute er mir kurz in die Augen. Er suchte sich wieder Sternchen aus. Er putzte zögerlich und sehr vorsichtig, schaute sich aber die Putztechnik von mir ab und ahmte mich nach! Helm aufsetzen war fast kein Problem. Er setzte sich schnell und unkompliziert mithilfe der Leiter auf das Pony. Ich motivierte ihn wieder, Sprachkommandos zu geben, um zu sehen, ob Sterni auf ihn hören würde. Und tatsächlich gab er das Kommando „Schritt" und lächelte sogar, als Sterni seinem Kommando folgte. Wir trabten auch auf dem Reitplatz, was Joscha sehr gut gefiel. Er lachte glucksend und spielte mit seiner Stimme, indem er lautierte und die Laute im Trab mitschwangen. Ein Phänomen, das ich auch schon bei anderen Kindern beobachtet hatte. Trab fand Joscha so motivierend, dass er Sterni selbstständig das Kommando gab, und das mehrere Male hintereinander! Joscha hielt Sterni und mich buchstäblich auf Trab. Die Arbeit machte mir gerade viel Freude und wir erkundeten noch den Offenstall und den Pony-Spielplatz.

Wir gingen mit Sternchen über die Wippe und ich sagte zu Joscha: „Das hat Sternchen richtig gut gemacht, er hat sich ein Lob verdient. Du kannst ihn am Hals kraulen oder streicheln, dann weiß er, dass er seine Sache gut gemacht hat." Wieder überraschte mich Joschas

Reaktion, denn er lehnte sich nach vorne und kraulte Sternchens Hals. „Wow", dachte ich gerade, der macht ja heute gut mit, als die nächste Überraschung kam. Anstatt den weiteren Ritt zu genießen, wie ich das von anderen Kindern in so einer Situation gewöhnt war, erklärte Joscha: „Reiten ist fertig, möchte absteigen." Ich war zwar verwundert, nahm aber auch zur Kenntnis, dass er aus der vorangegangenen Stunde gelernt hatte. Schließlich machte er keine Anstalten, einfach wieder vom Pferd zu springen, sondern meldete seinen Wunsch an. Ich bedankte mich bei ihm für die prompte Umsetzung meines Wunsches von letzter Woche und ließ ihn sofort absteigen. Gemeinsam führten wir Sterni zurück zum Stall. Er half wieder bereitwillig mit bei allen anfallenden Aufgaben. Als er einmal sehr nah vor Sternchens Nase stand, spürte er den Atem des Ponys. Er zuckte erschrocken zurück. Ich erklärte, was da passiert war, und ermunterte ihn, sich ausgiebiger damit zu beschäftigen. Das tat er auch und lachte, sobald Sternchens Atem seinen Handrücken berührte. Zum Abschied gab mir Joscha fröhlich und gelöst die Hand und schenkte mir wieder eine Millisekunde Augenkontakt. Auch Joschas Mama machte einen glücklichen Eindruck und verabschiedete sich mit einem herzlichen Händedruck von mir. Als die beiden weg waren, fragte ich mich: „Was war das denn jetzt?" Mit so einem positiven Verlauf der zweiten Stunde hatte ich nicht gerechnet. War es Zufall? Hatte er nur einen sehr guten Tag? Konnten Autisten so sprunghaft sein?

Ich war gespannt, was mich bei der dritten Stunde wohl erwarten würde.

Joscha war wieder in Begleitung seiner Mutter. Die Begrüßung brachte nichts Neues, was neu war und was mich wieder überraschte, war, dass er heute Pares reiten wollte. Ich war davon ausgegangen, dass sich Joscha, typisch für Autisten, auf Sternchen fixieren würde, da Autisten ja ihre Probleme mit neuen Situationen haben. So bereiteten wir dieses Mal Pares zum Reiten vor. Joscha wollte an die Longe und viel traben. Ich zeigte ihm einige Übungen auf dem Pferd, die er alle ausprobierte. Irgendwie war ich irritiert, dass er so experimentierfreudig war. Einmal zeigte er eine unpassende Reaktion, als er mit dem Fuß in einer Zaunlitze hängen blieb und diese herunterriss. Er lachte schallend und völlig unangemessen, was von mir auch so kommentiert wurde. Daraufhin machte er ein nachdenkliches Gesicht. Zum Abschied bekam ich wieder seine Hand und seinen Blick. Schön, aber Rätsel hatte er mir mit seinem Verhalten auch aufgegeben. Ich nahm mir vor, diesen Rätseln bei einem Telefonat mit der Mutter auf die Spur zu kommen.

Frau B. hatte den Verlauf der Stunde ja vom Rand her beobachtet, und so brauchte ich nicht viel zu erklären. Sie bestätigte, dass Joscha bei manchen Dingen durchaus das Risiko einginge, Neues auszuprobieren. Er würde z. B. auch gerne in den Urlaub fahren oder unterschiedliche Zoos besuchen. In den Zoo würde er sehr gerne gehen und hätte Freude und Interesse daran, viel über die einzelnen Tiere zu erfahren. Sein Wissensdurst ginge so weit, dass er zu Hause in Büchern oder im Internet weiter nach Informationen suchen würde. Genauso schnell, wie das Interesse käme, könne es aber auch wieder verfliegen. Auch das unpassende Verhalten wurde thematisiert. Frau B. bestätigte mir, dass Autisten angemessenes Verhalten lernen müssen. Ein Korrigieren wäre ok, Joscha hätte auch gelernt, diese Kritik als Hilfestellung zu sehen. Joscha wüsste um seine Krankheit. Verständig angebrachte Kritik würde ihm Sicherheit geben. Es war ein sehr gutes Gespräch, Frau B. hatte sich einer Gruppe angeschlossen, die sich mit Autismus befasste. Hier trafen sich Betroffene, Eltern von Betroffenen und ab und an Dozenten, die zum Thema Autismus referierten. Ich war beeindruckt. Frau B. hatte sich weit entfernt von der hilflosen, überforderten Mutter. Sie war eine verständnisvolle, liebevolle Mutter, die das Leben mit ihrem autistischen Sohn tatkräftig annahm, um das Beste daraus zu machen. Genau das sagte ich ihr auch! Wir vereinbarten noch einen Termin, um die Ziele für – wie bei mir üblich nach dem dritten Termin - unsere weitere Arbeit festzulegen.

ZIELGERICHTETE ARBEIT

Mit der Mutter vereinbarte ich folgende **Ziele:**

1. Joscha erweitert seine Sozialkompetenz.
2. Joscha entwickelt mehr Selbstbewusstsein.

Zieldifferenzierung:

Zu 1.

- Körpergefühl steigern im Hinblick auf Gefühle wahrnehmen und benennen
- Kontakt zur Außenwelt fördern
- Aktive Kontaktaufnahme anregen

Zu 2.

- Trainieren der verbalen und nonverbalen Kommunikation durch Kommando geben und Körpersprache einsetzen
- Joscha erlebt sich als wirksam (im Umgang mit dem Pferd).
- Joscha erlebt Nähe als positiv und seinen Kontakt (zum Pferd) als wirksam.

Hier ein paar Erklärungen, wie ich die Ziele über das Pferd erreichen wollte und auch die Bedeutung der Klammern. Über das Pferd soll Joscha sich wirksam fühlen, indem er sprachliche Kommandos gibt, denen das Pferd folgt. So erlebt er Sprache als Mittel, seiner Umwelt seine Wünsche zu überbringen. Er kommt so raus aus seiner Innenwelt, seiner vermeintlich schützenden Isolation, in die Außenwelt. Etwas, was Autisten äußerst schwerfällt. Natürlich soll das Pferd nur die Zwischenstufe sein, daher steht es in der Zielsetzung in Klammern. Joscha macht diese nützliche Erfahrung mit dem Pferd – Ziel ist es, dass er das Gelernte in den Kontakt mit Menschen überträgt. Endziel ist es, dass Joscha lernt, seine Wünsche den Mitmenschen in seinem Umfeld adäquat mitzuteilen. Dieses fiel ihm selbst bei seiner Mutter noch schwer – wie schwer war es dann erst bei Mitschülern und Lehrern?

Über den körperlichen Kontakt mit dem Pferd möchte ich Joscha ein Gefühl von warmer Geborgenheit und Zuneigung näherbringen. Er soll auch die Wechselwirkung erkennen. Joscha bekommt die Möglichkeit zu erleben, dass Streicheln oder Kuscheln einem Pferd Freude bereitet und sich das Pferd dann sehr wohl fühlt. Zum Beispiel kann sanftes Zureden und Streicheln zur rechten Zeit ein aufgeregtes Pferd beruhigen. Streicheln und Fellkraulen kann auch als Lob eingesetzt werden. Ein Pferd zu loben, ist auch immer ein Akt des gemeinsamen Schaffens und des Erfolges. Dieses wirkt sich positiv auf das Selbstbewusstsein und das Vertrauen in sich selbst aus!

Für die Planung einer Einheit würden wir die Sozialkompetenz stärken, indem wir ganz praktisch auf eine angemessene Begrüßung von Mensch und Tier achten würden. Begrüßung der Menschen möglichst mit Sprache, Händedruck und Augenkontakt. Begrüßung des Pferdes mit ruhiger Annäherung, dann Streicheln und auch sprachlich Begrüßen. Selbstbewusstsein stärken durch praktisches Helfen beim Pferd vorbereiten und Führen. Beim Pferdführen kommt auch die Körpersprache ins Spiel. Steht und geht Joscha selbstbewusst und selbstsicher, geht das Pferd gerne mit. Hat er eine „Schluffi – Haltung", wird er vom Pferd nicht ernst genommen. Das kann im Ernstfall dazu führen, dass das Pferd Joscha am Strick hinter sich herzieht. Das Pferd übernimmt dann sozusagen die Führung! Im weiteren Verlauf wirken wir wieder auf seine Sozialkompetenz ein, da er Regeln befolgen muss. Bevor er aufs Pferd steigt – Reithelm auf! Das Körpergefühl wird beim Reiten wie nebenbei geschult. Ich sage nur, Wärme des Körpers spüren, kuscheliges Fell fühlen, getragen werden, in Rhythmus kommen, geschaukelt werden, streicheln, knuddeln. Verstärkt werden kann das Erleben, wenn Joscha mit geschlossenen Augen reitet oder sich über den Pferdehals legt. Die „Schmuse-Runde“ könnte auch zum Einsatz kommen. Hier setzt sich Joscha rückwärts aufs Pferd und legt sich dann hin. Diese intensive Nähe könnte dann noch getoppt werden, wenn sich das Pferd langsam im Schritttempo bewegt. Wird das Pferd für seine gute Mitarbeit von Joscha gelobt, sprechen wir hiermit wieder seine Sozialkompetenz an. Diese wird auch am Ende der Stunde gefördert. Beim Pferdabsatteln, Hufeauskratzen und Füttern bekommt Joscha ein Gespür von Fürsorge für ein anderes Wesen. Ganz praktisch beenden wir die Stunde auf der sozialen Ebene durch das Festigen einer angemessenen Verabschiedung. Soweit der Plan, der jetzt auf Umsetzung wartete.

DIE UMSETZUNG IN DIE PRAXIS

Bei unserem nächsten Treffen regnete es. Wir würden den gewohnten Ablauf nicht hinbekommen, da die äußeren Umstände kein Reiten auf dem Platz zulassen würden. Nach der Begrüßung klärte ich Joscha darüber auf. Bei Regenwetter würden wir mehr Zeit für die Pflege der Ponys aufwenden, z. B. ausgiebiges Putzen und Massieren der Ponys und Hufeeinfetten. Ich merkte auch an, dass ich mit vielen anderen Kindern bei Regenwetter auf den Heuboden gehen würde. Dort könne man herrlich spielen, sich verstecken oder ich würde Geschichten aus einem Buch vorlesen. Insgeheim vermutete ich, dass sich Joscha nicht auf so viele Änderungen einlassen könne. Joscha hörte gut zu und ich freute mich über seine Aufmerksamkeit! Am Ende der Erklärungen bat ich ihn dann, ein Pony auszusuchen. Und wieder machte Joscha etwas für mich völlig Unerwartetes – er wählte Chicco! Er setzte also auf die neuen Gegebenheiten noch einen drauf, indem er ein neues Pferd kennenlernen wollte. Joscha holte also in meiner Begleitung Chicco von der Wiese. Das Führen und die Pflege des kleinen Ponys schienen ihm Freude zu machen. Er beschäftigte sich ausgiebig damit. Da Joscha auch mit seinen 10 Jahren sehr wenig wog, durfte er eine kleine Runde auf dem Hof auf ihm reiten. Danach versorgten wir Chicco in der Box mit Heu und Joscha willigte – Wunder über Wunder- ein, mit mir den Heuboden zu erkunden. Ich fand das sehr mutig und sprach das ihm gegenüber auch aus. Die Leiter hinauf nahm er vorsichtig und im „Einer-Schritt", also ein Fuß folgte dem anderen auf die Sprosse, was auf seine motorische Unsicherheit hinwies. Auf dem Heuboden kletterte Joscha ausgelassen über die Heuballen. Auch hier wurde seine motorische Unsicherheit sichtbar. Der Bewegungsablauf unterschied sich sehr von dem gleichaltriger Kinder. Aber hier konnte er ganz neue, andere Bewegungsreize sammeln. Gleichgewicht, Tastsinn, Geruchssinn, all das wurde angesprochen. Joscha öffnete an diesem Tag seiner Außenwelt Tür und Tor und er sprach mit mir! Er stellte sachbezogene Fragen über Heu, Stroh und Hafer, die ich sehr gerne beantwortete. Sein vergnügtes Lachen tönte über den Heuboden, während wir gemeinsam über die Heuballen hüpften. Ich lachte laut: „Das macht Spaß mit dir und ich fühle mich mutig! Wie fühlst du dich?" Er antwortete: „Auch mutig." Hört sich zunächst nicht nach viel an, denn er hatte meine Beschreibung von Gefühlen übernommen. Nichtsdestotrotz setzten wir uns gerade mit der Wahrnehmung und dem Benennen von Gefühlen auseinander und damit aktiv mit einem unserer differenzierten Ziele!

Nachdem wir die Leiter wieder heruntergeklettert waren und Chicco gut gepflegt wieder auf die Weide entlassen hatten, erzählte Joscha auf meine Aufforderung hin seiner Mutter von unseren Erlebnissen. Die Mama hörte ihm interessiert zu und versicherte sich zwischendurch bei mir mit Blicken. Ich nickte dann bestätigend.

Frau B. war freudig überrascht über Joschas Erzählungen, lobte seinen Entdeckergeist und nahm ihn in den Arm. Joscha schmiegte sich an seine Mama. Was für eine schöne Stunde! Genau das sagte ich zum Abschied zu Joscha und dass ich mich schon auf unser nächstes Treffen freuen würde. Zum Abschied bekam ich einen Händedruck mit Augenkontakt und einem Lächeln.

Abschließend möchte ich noch erwähnen, dass Frau B. und ich vereinbart hatten, dass die Mama Joscha nur noch bringen und abholen sollte. Auch das war für Joscha neu!

Das Jahr 2017 neigte sich dem Ende zu, bis zu unserer Winterpause hatten wir noch einige Einheiten, in denen Joscha und ich weiter an den gesteckten Zielen arbeiteten. Er machte Fortschritte und die Arbeit mit ihm machte mir unglaublich viel Freude. Frau B. berichtete, dass es zu Hause mit ihrem Sohn leichter würde. Er wäre der geborene Stubenhocker, was nicht unüblich für Autisten ist. Seid der PPT ließe er sich viel leichter von der Mutter überreden, Spaziergänge zu machen. Dieses wirkte sich zweifelsohne auf seinen Schlafrhythmus aus. Frau B. stellte früheres Einschlafen und besseres Durchschlafen bei ihrem Sohn fest. Klar, Bewegung an der frischen Luft macht eben müde. Bei den Ausflügen wäre er offener für neue Eindrücke. Bei Streifzügen durch die ländliche Natur würde er viele neue Entdeckungen machen, die er früher gar nicht wahrgenommen hätte. Maulwürfe würden ihn faszinieren und zu Hause würde er dann im Internet recherchieren. So hätte er einen Zoo entdeckt, wo Maulwürfe ihre Gänge in einem Gehege graben. Das Großartige an dem Gehege sollte sein, dass der Besuchende durch eine Glasscheibe die Maulwürfe bei ihrem Schaffen beobachten konnte. Mithilfe einer kleinen Kamera konnte man sogar in die „Wohnstube" der Maulwürfe sehen. Joscha hatte einen Wunsch, er wollte das live sehen, was er im Internet gefunden hatte. Er äußerte diesen Wunsch gegenüber der Mutter und trug so zu einem großen Fortschritt im Hinblick auf sein soziales Leben bei. Die beiden schmiedeten Pläne, wie dieser Wunsch umgesetzt werden könnte. Frau B. teilte mir auch mit, dass dies eine enorme Entlastung für sie sei. Ihr würde es manchmal schwerfallen, aus dem Haus zu kommen, denn sie könne Joscha nicht allein lassen. Dass die beiden zusammen Entdeckungsreisen durch die Natur machen konnten, freute sie sehr. Auch die 45 Minuten, die Joscha wöchentlich bei mir verbrachte, nutzte Frau B. für Spaziergänge in der unseren Hof umgebenden Natur. Sie wählte diese Auszeit bewusst nur für sich.

WEITER GEHT'S!

Der Winter 2017/2018 wollte kein Ende nehmen. So kam es, dass wir die Therapie erst Mitte März 2018 weiterführen konnten.

Ich begrüßte erst Joscha, dann die Mutter. Joscha erwiderte meine Begrüßung erst, nachdem die Mutter ihn dazu aufgefordert hatte. Wir arbeiteten mit Pares und ich bot Joscha die Möglichkeit, Sicherheit und Ruhe zu empfinden. Ich gestaltete die Therapie-Einheit nach ihm bekannten Strukturen und Routinen. Joscha arbeitete zufriedenstellend mit, machte aber des Öfteren einen abwesenden Eindruck. Die Verabschiedung lief besser als die Begrüßung.

Beim nächsten Treffen wirkte Joscha lustlos und seine ganze Körperhaltung war durchdrungen von Kraftlosigkeit. Frau B. merkte an, dass Joscha mit einer Pollenallergie zu kämpfen hätte. Joscha suchte sich wieder Pares aus. Es wurde eine zähe Stunde. Joscha nahm keinen Kontakt zu mir auf und reagierte nicht auf meine Fragen. Er half mir auch nicht so tatkräftig mit, wie er es sonst gemacht hatte. Als die Mutter ihn nach der Therapie-Einheit abholte, sagte er in ihrem Beisein, dass er nächstes Mal nicht mehr kommen wolle. Bähmm, das fühlte sich für mich wie eine Ohrklatsche an. Damit hatte ich nicht gerechnet und auch die Mutter fiel aus allen Wolken. Sie schob es auf seine Allergie und reagierte nach der ersten Verwunderung sehr gelassen. Sie erklärte Joscha, dass die Reitstunden nicht einfach so abgesagt würden, nur weil er mal einen schlechten Tag hätte.

Joschas kämpfte schwer gegen die Allergie, und die Medikamente, die er dagegen bekam, machten ihn sehr müde. Die Mutter sagte die Folgestunde ab. Bei unserem nächsten Treffen kam Joscha mit seiner Mama, Frau Rose und viel besserer Laune auf den Hof, seine Körperhaltung wirkte wieder dynamischer und sein Blick in die Welt war wieder offener. Frau Rose wollte eine Zeit lang zuschauen und dann Frau B. auf ihrem Spaziergang begleiten. Pares hatte wohl mittlerweile eine Favoritenrolle bei Joscha übernommen, denn wieder fiel die Wahl auf ihn. Wie im Frühjahr üblich, verloren die Pferde ihr Winterfell. Joscha putzte sehr gewissenhaft und stellte mir Fragen über den Fellwechsel bei Pferden. Ich freute mich sehr über sein Interesse und beantwortete seine Fragen ausführlich. Bei aller Faszination für den Sachverhalt störten ihn aber zunehmend die ausfallenden Haare. Er beobachtete, wie sie durch die statische Anziehungskraft an seinem Fleecepulli hängen blieben, und versuchte, sie abzuzupfen. Er beschäftigte sich lange mit diesem Phänomen. Ich erklärte ihm, dass dieses Problem bei Baumwollpullis geringer sei. Zunächst erstaunt, dann zunehmend kribbelig erfasste er, wie die Haare auch auf seinem Unterarm kleben blieben. Er versuchte, sie wegzupusten und dann wegzuwischen. Jeder, der schon mal Bekanntschaft mit einem Pony gemacht hat, welches sein Winterfell verliert, weiß, welch hoffnungsloses Unterfangen das sein kann. An diesem Tag verlor Pares sein Fell derartig heftig, wie ein Laubbaum seine Blätter im Herbststurm! Da ich um die gesteigerte Wahrnehmung von Joschas Haut wusste und ich auch sein Unwohlsein spüren konnte, holte ich aus dem Haus meine „Fusselrolle“ und „enthaarte“ Joscha. Ich konnte spüren, wie ich bei ihm punktete, da ich ihn scheinbar aus einer sehr misslichen Lage befreit hatte, die für andere Kinder zwar auch unangenehm sein konnte, aber wohl niemals in solcher Intensität wie bei einem Autisten.

Beim Reiten zeigte Joscha sich interessiert an seiner Umgebung. Er bemerkte auch die Maulwurfshaufen. Ich fragte ihn, ob er mit seiner Mutter in den Zoo gegangen sei, wo man die Maulwürfe durch die Glaswand bei ihrem Treiben beobachten konnte. Ich bekam leider keine Antwort. Mir fiel es immer schwer, keine Antworten zu bekommen, und ich empfand das Schweigen als unangenehm. Ich stellte mich wie schon öfter der Herausforderung, Schweigen zuzulassen und zu akzeptieren. Ich war mittlerweile mit meinen Gedanken schon ganz woanders, als Joscha sagte: „Ja, wir waren in dem Zoo." Ich fragte etwas genauer nach und Joscha erzählte kurz von seinen Beobachtungen. Insgesamt war die Stunde deutlich besser als die vorhergegangene, an die erfolgreiche Zeit von vor der Winterpause konnten wir aber noch nicht anknüpfen. Ich sprach zum Abschluss noch kurz mit der Mama über den Zoobesuch und sie schilderte, im Gegensatz zu ihrem Sohn, das Erlebnis in allen Farben. Sie berichtete mit einer solchen Begeisterung über eben diese Begeisterung, mit der Joscha den Tag im Zoo verbracht hatte, dass mir das Herz aufging. Der Ausflug war für Joscha inspirierend gewesen und hatte ihm viel Input gegeben, um zu Hause weiter alles über Maulwürfe herausfinden zu wollen. Schade, dass Joscha mir nicht selbst mehr von seinem Erlebnis erzählt hatte. Trotzdem war ich stolz auf ihn, da er die treibende Kraft für diesen Ausflug gewesen war. Ich versuchte, ihm meinen Stolz zu übermitteln. Ich zählte auf, was er alles geschafft hatte. Ich kniete mich zu ihm hinunter und bat ihn, mir mal ganz kurz in die Augen zu sehen. Das tat er und ich sagte zu ihm in diesem Moment: „Ich bin stolz auf Dich!" Sein Blick wanderte sofort auf den Boden, dann blinzelte er mich noch mal kurz an und lächelte. Es ist immer schön, wenn Therapiestunden so aufhören. Dass dieses auch ganz anders aussehen kann, wissen wir.

Langsam wurde es Juni, und mit dem Sommer, der für mich positiv besetzt ist, gesellten sich für Joscha neue, fast nicht zu überwindende Herausforderungen hinzu. Herausforderung eins: Joscha wollte nur noch in kurzen Hosen reiten, ihn störten aber die Pferdehaare.

Mit dem Sommer kommen die Pferdebremsen und damit Herausforderung zwei. Das Surren der Fliegen löste bei Joscha Ängste aus. Dass die Fliegen auch die Pferde stark belästigten, irritierte und überforderte Joscha zeitweise so sehr, dass er anfing zu schreien und in unkoordinierte, hektische Bewegungen verfiel. Eine sehr intensive Belastung für das Pferd, Joscha und mich.

Bei der ersten Herausforderung einigten sich Joscha und ich in Absprache mit der Mutter, dass Joscha eine Hose tragen sollte, die mindestens über die Knie ging. Dann störten ihn die Pferdehaare wenigstens nicht an den Oberschenkeln. Ich hatte auch noch die Idee, dass eine Jogginghose, die an den Beinen ein Bündchen hätte, hilfreich sein könnte. Beim Reiten Hosenbein runter, danach über die Wade wieder hochziehen. Da Joscha sehr speziell mit der Auswahl seiner Kleidung war, wollten Mutter und Sohn zu Hause die Möglichkeiten ausloten. Für das Problem mit den Stechbremsen benutzte ich schon seit Jahren eine Fliegendecke mit Halsteil zum Reiten.

Bei der nächsten Stunde war Joscha mit einer Jogginghose mit Bündchen am Saum ausgerüstet! Das funktionierte auch ganz gut. Mittlerweile blieben wir nicht mehr nur auf dem Reitplatz, sondern erkundeten mit dem Pony die Wege und die Natur rund um unseren Hof. Bei einer dieser Gelegenheiten machte ich eine erstaunliche Entdeckung. Joscha sorgte sich um Pares Wohlergehen! Er beobachtete, dass da, wo eine Fliege zugestochen hatte, auch Blut bei Pares floss. Ihm gelang es, sein Mitgefühl in Worte zu fassen und mir so mitzuteilen. Ich freute mich sehr darüber, denn das bedeutete einen Riesenschritt für einen Autisten.

Für die nächste Stunde nahm ich mir dann vor, Pares noch zusätzlich mit einem Fliegenabwehrspray zu schützen. Weiß einer, wie sehr dieses Zeug stinkt? Und hat jemand eine Vorstellung davon, was mir durch meinen durchweg gut gemeinten Einsatz blühte?

Leider kam Joscha schon leicht unmotiviert auf den Hof, entschied sich wieder für Pares und wir bereiteten ihn zum Reiten vor. Er sagte, dass er heute keine Lust hätte, arbeitete aber trotzdem mit. Als Pares für einen Ausritt durchs Gelände startklar und in seine Fliegendecke gehüllt war, erklärte ich Joscha den Nutzen des Fliegensprays und sprühte dann Pares ein. Was dann passierte, war eine mittelschwere Katastrophe! Joscha jaulte auf: „Das stinkt!" Bei dem einen Ausruf blieb es nicht, er wiederholte es gefühlt 100-mal mit wachsender Lautstärke und zunehmendem Körpereinsatz. Er wedelte sich panisch vor der Nase herum. Gott sei Dank blieb Pares völlig unbeeindruckt. Als Joscha dann, hektisch mit den Armen wedelnd, weglief, rief ich Pares das Kommando „Steh und bleib" zu – er war nicht angebunden – und wetzte hinter Joscha her. Ich holte ihn ein und hielt ihn fest. Wir hatten bis jetzt ja kaum Körperkontakt gehabt und dementsprechend wehrte er sich. Himmel, konnte so ein Zehnjähriger Abwehrkräfte mobilisieren! Ich hielt aber trotzdem seine Arme umklammert und rief: „Tut mir leid Joscha, ich habe einen Fehler gemacht! Bitte beruhige dich, ich will dir helfen." Tatsächlich konnte ich meinen Griff nach einiger Zeit lockern und den weinenden Joscha zu unserer Gartenbank führen. Mit einem Blick vergewisserte ich mich, dass mein Pares noch an Ort und Stelle stand. Das tat er und ich überreichte ihm in Gedanken einen Orden als coolstes Therapiepferd.

Dann wandte ich mich wieder Joscha zu. „Ich habe unterschätzt, wie empfindlich dein Geruchssinn ist, das tut mir sehr leid. Das Zeug stinkt wirklich fürchterlich. Du musst nicht mehr zu Pares gehen, wenn du nicht willst." Joscha nickte und schniefte vor sich hin. „Joscha, schau mal, der Pares ist ganz lieb stehen geblieben. Toll, oder? Kann ich dich mal eben hier sitzen lassen und ich binde Pares an? Ich möchte ihm auch sagen, dass er seine Sache gut gemacht hat.“ Wieder nickte Joscha. Joscha wirkte nach diesem Ausbruch sehr erschöpft. Ich nutzte die Zeit, um Pares ausgiebig zu loben und dann abzusatteln, denn es war klar, dass Joscha mit meinem „Stinkepony“ nicht mehr arbeiten konnte. Ich ließ Joscha Zeit auf der Bank, um sich wieder zu sammeln. Dann bereitete ich ihn darauf vor, dass er mich mit Pares zur Wiese begleiten müsste, da ich ihn nicht allein auf dem Hof lassen könnte. Müde und ausgelaugt schlurfte Joscha in ausreichendem „Riech-Abstand“ zu Pares hinter uns her. Ich machte ihm den Vorschlag, ob wir etwas mit Chicco unternehmen wollten. Wieder nur ein kurzes Nicken. Für Chicco und Joscha baute ich auf dem Hof mit Pylonen einen Slalomparcours auf. Die beiden arbeiteten gut zusammen und Joscha freute sich über seine Erfolge mit Chicco.

Zum Abschluss berichtete ich Frau B. von dem Vorfall. Es war wichtig, das transparent zu machen, falls Joscha noch Klärungsbedarf zu Hause hätte.

An dieser Stelle hat sich Pares einen Extra-Absatz in diesem Buch verdient. Mir ist es ein großes Anliegen, darauf hinzuweisen, wie wertvoll ein gut ausgebildetes Therapiepferd ist. Und eins ist sicher. Die Ausbildung eines Therapiepferdes hört nie auf. Die gelernten Dinge müssen immer wiederholt werden, um sie zu festigen und zu vertiefen. Die Ausbildung ist also ein lebenslanger Prozess! Ich bin so unglaublich stolz auf meine Ponys, denn Sternchen steht Pares in nichts nach. Ich habe ihnen beigebracht, auch dann stehen zu bleiben, wenn ich ihr Sichtfeld für ca. eine Minute verlasse. Trainiert habe ich das kleinschrittig, bis ich dazu in der Lage war, den Pferden vor unserem Dielentor das Kommando „Steh und Bleib“ zu geben, um im Haus zu verschwinden. Wenn ich dann nach einer Minute wiederkam, standen sie noch am gleichen Fleck. Ein langwieriges, konsequentes

Training, was sich definitiv gelohnt hat. Bei einer Schusselline wie mir, die gerne mal ihren Schlüssel, das Handy oder ihre Geldbörse im Haus vergisst, ist das auch vor einem privaten Ausritt sehr nützlich und bereichert so auch unser Leben außerhalb der Therapie. Das Kommando „Steh und bleib" haben wir aber nicht nur zu Hause geübt, sondern überall, wo ein Pferd stehen bleiben soll. In der Reithalle im Reitverein kann ich das Pony stehen lassen und nebenher Trabstangen hinlegen, und das, während andere Reiter um uns herumreiten.

In der vorangegangenen Therapie-Einheit mit Joscha hatten der Ausbildungsstand von Pares und die vertrauensvolle Bindung, die wir beide zueinander aufgebaut haben, dafür gesorgt, dass aus einer mittelschweren Katastrophe kein Worst-Case-Szenario wurde. Stellen wir uns nur mal vor, in diesem Moment wäre nicht nur Joscha weggelaufen, sondern auch Pares! Wir wohnen zwar mit wenig Straßenverkehr, aber immerhin liegt eine Straße zwischen unserem Hof und der Pferdewiese, wo alle anderen Pferde in diesem Augenblick waren. Riesengroße Traktoren mit ebenso überdimensionalen Anhängern oder Güllefässern, die die gesamte Straßenbreite einnehmen und manchmal auch darüber hinaus, fahren recht zügig an unserem Hof vorbei zur nahgelegenen Biogas-Anlage, um nur eine Gefahr zu nennen. Zum Zeitpunkt von Joschas Panikanfall war ich auch mit dem Kind allein auf dem Hof. Für Pares war es eine enorme Leistung, auch dann noch meinem Kommando Folge zu leisten. Er ließ sich nicht vom Ausnahmezustand, in dem sich Joscha befand, und auch nicht von meiner kurzzeitigen, gelinde ausgedrückt, hellen Aufregung mitreißen, sondern machte seelenruhig seinen Job. Also auch die Person, die für Pares immer einen sicheren Hafen darstellte, strahlte – wenn auch nur kurzfristig – große Unruhe aus. Mein Pares hat aber genug Selbstsicherheit, um diesen Augenblick meiner Unsicherheit zu überbrücken. Dieses gelingt nur, wenn man im Training auch mal zulässt, dass Pferde eine eigene Entscheidung treffen dürfen. Wir erinnern uns kurz an Felicitas, die mal die Entscheidung traf, nicht mit mir über die Straße zu gehen …

Es hätte also für alle Beteiligten echt übel ausgehen können, und ich bin sehr glücklich, diese wundervollen Ponys an meiner Seite zu haben. Vertrauensvoll, zuverlässig und auf eine innige Weise verbunden mit mir! Einfach die besten Arbeitskollegen!

Für den nächsten Termin sattelten wir wieder Pares und begaben uns auf einen geführten Ausritt. Auf das Spray verzichteten wir selbstverständlich. Gegen Fliegen geschützt durch Fliegendecke mit Halsteil nebst Fliegenmütze für Pares Ohren und Kopf, starteten wir unseren Ausflug. Joscha hatte seine Hosenbeine heruntergekrempelt und sogar gegen die Fliegen ein dünnes Langarmshirt an. Joscha war lustlos und verkündete mehrmals, dass Reiten langweilig sei. Ich versuchte, ihn auf die vielen Dinge in der Umgebung aufmerksam zu machen. Die Landschaft ist reizvoll und hat einiges zu bieten. Durch die Felder und Wiesen, wo zu der Zeit tatsächlich unser Nachbar sein Milchvieh noch jeden Tag auf die Wiese trieb – auch damals schon eine Rarität, schlängelte sich ein Bach. Oft nutzte ich die Gelegenheit von einer kleinen Brücke aus, den Bach und gegebenenfalls auch Tiere beobachten zu können. Mit etwas Glück konnte man dort Enten, Nutrias oder Graureiher sehen. Nicht selten bot sich auch ein „Sprung“ Rehe zum Beobachten an, welches in unserer Nachbarschaft lebte. Joscha schottete sich von all dem ab. Ich wiederhole mich, wenn ich wieder über mein Unwohlsein in solchen Situationen berichte. Einziger Lichtblick in dieser Stunde war, dass Joscha sein Mitleid gegenüber Pares äußerte, der trotz Decke von Fliegen genervt wurde. Er übte sich also darin, sich in andere Wesen hineinzuversetzen. Freudig nahm ich den Gesprächsfaden, den Joscha mir zugeworfen hatte, auf. „Wie aufmerksam von dir, dass du dich um Pares sorgst. Mit der Decke und der Fliegenmütze haben wir aber dafür gesorgt, dass er gut mit den Fliegen klarkommt. Und auch du hast ja gut für dich gesorgt mit deinem langärmeligen Pulli." „Wofür sind diese Fliegen eigentlich gut? Die bräuchten doch nicht auf der Welt zu sein!" „Schöne Überlegung von dir", entgegnete ich. „Sie haben aber schon einen Sinn, sie sind nämlich Vogelfutter!" Darüber verfiel Joscha wieder in Schweigen. Mir blieb zu hoffen, dass er über das Gesagte nachdachte und nicht wieder hinter seiner imaginären Mauer verschwand.

Auch während der folgenden beiden Therapie-Einheiten änderte sich wenig an Joschas Lustlosigkeit. Bei der Begrüßung machten wir keine Fortschritte. Noch immer erwiderte er meine Begrüßung erst nach gutem Zureden seitens der Mutter. Auf Augenkontakt musste ich verzichten. Ich versuchte während unserer Unternehmungen, Joscha in Gespräche zu verwickeln. Ich fragte nach der Schule, den Lehrern oder nach seinen beiden Kaninchen. Ich bekam keine Antworten und wenn, dann nur in ganz knappen Sätzen. Kurz gesagt, Joscha war meistens verschlossen mir gegenüber. Positiv war, dass er sich bei der Pflege und der Versorgung der Ponys Mühe gab. Der Kontakt zum Pferd war für Joscha noch offen. So lobte er die Ponys durch Streicheln und Klopfen am Hals, gab ihnen Kommandos und freute sich, wenn die Ponys gut mit ihm interagierten. Über das Pferd kam ich noch mit Joscha in Kontakt, bei allen anderen Themen schloss er mich aus. Besonders betroffen machte mich, dass er in den letzten beiden Stunden nicht müde wurde, mir zu sagen, wie langweilig er das Reiten fand. Einmal sagte er sogar wieder, er wolle überhaupt nicht mehr kommen. Ich sprach ihm gegenüber an, dass ich das sehr schade fände, ich mir aber Gedanken darüber machen würde, wie man die Situation verbessern könnte. Genauer betrachtet ist er so doch in Kontakt mit mir getreten, allerdings auf eine für mich unerfreuliche Art und Weise.

Die Arbeit wurde zunehmend unbefriedigender und tatsächlich war ich auch ein wenig ratlos, wie es weitergehen sollte. Ich entschied mich, ein Entwicklungsgespräch mit der Mutter und Frau Rose zu vereinbaren, um sie auf den neuesten Stand zu bringen und mit ihnen zu beratschlagen, wie und ob es weitergehen sollte. Joscha hatte sich geäußert und ich wollte diese Äußerungen ernst nehmen.

GEHT ES WIRKLICH WEITER?

Zum Entwicklungsgespräch kamen Frau B. und Frau Rose ohne Joscha. Wir setzten uns in unsere Diele und ich sorgte mit Kaffee für eine entspannte Atmosphäre. Ich begann mit einer Zielüberprüfung.

1. **Joscha erweitert seine Sozialkompetenz.**

- Joscha zeigt seine Besorgnis in Bezug auf Pares, wenn dieser von Stechfliegen bedrängt wird. Er kümmert sich darum, dass die Decke gut sitzt und dass wir die Fliegenhaube für seine Ohren nicht vergessen.
- Joscha verspürt auch selber Angst vor den Fliegen, spricht das auch aus. Als Lösung des Problems akzeptiert er einen langärmligen Pulli und eine Jogginghose. Er nimmt also sprachlich Kontakt auf und erfährt, dass wir so gemeinsam nach Lösungen von Problemen suchen und ihm so geholfen werden kann.
- Kontakt zur Außenwelt wird je nach Tagesform aufgenommen. Ich berichte, dass ich an manchen Tagen gar nicht an ihn herankomme. Den Kontakt zu den Pferden bekommt er leichter hin, aber auch hier gibt es Unterschiede.
- Die Begrüßung und die Verabschiedung ist oft ohne Augenkontakt, obwohl ich seine Hand auch nehme. Verbal äußert er sich nur nach Aufforderung seitens der Mutter.
- Sein Körpergefühl konnte ich auf vielen Ebenen ansprechen. Beim Reiten im Trab experimentiert er mit seiner Stimme und mit seinem Gleichgewicht. Auf seine Körperspannung wirkt sich das

Reiten sehr positiv aus. Beim Führen der Pferde erlebt er, wie seine Körperhaltung die Pferde beeinflusst. Auch hier experimentiert er mit Stimmkommandos und mit einer aufrechten Körperhaltung und einer angemessenen Grundspannung des Körpers. Anhand der Reaktion der Pferde erkennt er, welche Körperhaltung welche Reaktion auslöst, und versucht, seinen Körper dementsprechend zu kontrollieren. Allerdings stehen wir hier noch ganz am Anfang.

2. **Joscha entwickelt mehr Selbstbewusstsein.**

- Joscha lobt und streichelt die Pferde viel. Manchmal stören ihn dabei die Haare der Pferde. Er versorgt die Pferde auch gerne mit Futter.
- Das Loben hängt eng mit den Kommandos, die Joscha den Pferden gibt, zusammen. Klappt etwas, lobt er die Pferde und freut sich über seinen Erfolg.

Danach sprachen wir über Joschas Motivation bezüglich des PPT. Ich berichtete über sein Äußern von Langeweile und dass er schon mehrfach gesagt hätte, er wolle nicht mehr reiten und zu mir kommen. Ich erwähnte auch, dass ich etwas ratlos sei, wie und ob es weitergegen solle. Nach meinen Ausführungen sahen sich Frau B. und Frau Rose kurz an und lächelten. Ich war gelinde gesagt irritiert.

Frau Rose entgegnete dann: „Wir sehen das ganz anders. Bei Ihnen macht Joscha für seine Verhältnisse gut mit. Ich begleite Joscha und Frau B. auch gelegentlich zur Logopädie und zur Ergotherapie. Da verweigert Joscha oft komplett die Mitarbeit. Er ist da wirklich wie in einer Blase und macht dicht!“ Erstaunt blickte ich zu Frau B. „Das ist auch zu Hause schon ein riesengroßer Unterschied! Soll es zur Ergo oder Logo gehen, macht Joscha oft schon zu Hause einen Aufstand! Sage ich aber, dass wir zu den Ponys fahren, gibt es seltener Probleme“, erklärte Frau B. Sie betonte auch noch mal, wie positiv sich die bisherige Therapie schon auf Joscha und ihr Familienleben ausgewirkt habe.

Ich gab den beiden Frauen gegenüber zu, wie sehr mich Joschas Verhalten verunsichert hätte. „Ich bin es einfach nicht gewohnt, dass Kinder nicht gerne zu mir kommen! Das ist eine neue Erfahrung für mich.“ Damit entlockte ich den beiden Frauen wieder ein Lachen. Frau Rose berichtete weiter, sie würde mit Joscha lebenspraktische Übungen machen, wie zum Bäcker gehen und einkaufen. Das Einkaufen an sich würde mittlerweile schon klappen. Er würde sich trauen, seine Bestellung aufzugeben und die Backwaren zu bezahlen. Ein Fortschritt, den er parallel zum PPT gemacht hätte. Auf dem Weg zum Bäcker würde Joscha aber oft vieles von seiner Umwelt ausblenden, was zur Folge hätte, dass er viele Dinge nicht wahrnähme. Für die Teilnahme am Straßenverkehr würde das viele Probleme mit sich bringen. Ihr wäre aufgefallen, dass Joscha bei uns auf dem Hof und auch bei unseren Ausflügen ins Gelände viel mehr registrieren und viel besser in den Kontakt mit seiner Umwelt treten würde. So würde er beim Überqueren der Straße zur Wiese hin viel aufmerksamer und selbstverständlicher auf Autos oder Traktoren achten, um sicher über die Straße zu kommen. Das waren erfreuliche Aussagen.

Wir überlegten gemeinsam, ob wir die gesteckten Ziele noch einmal anpassen sollten.

Beide Frauen wiesen nochmals darauf hin, dass bei Joscha trotz seines Autismus Abwechslung wichtig wäre. Ich würde also meine Einheiten weiter in einem strukturierten, für Joscha überschaubaren Rahmen planen, um ihm Sicherheit zu geben. In den Ablauf würde ich aber auch abwechslungsreiche Dinge einbauen und Joscha bei der Planung mit einbeziehen, mich nach seinen Wünschen erkundigen und diese umsetzen. Frau Rose machte den Vorschlag, Joscha auch in die alltäglichen Hofarbeiten, wie Fegen und Misten oder Wasserfässer für die Pferde aufzufüllen, einzubeziehen. Ziel wäre hier, seine Selbstständigkeit zu erhöhen und ihn weiter an praktische Arbeiten heranzuführen.

Da Joscha in der Umgebung unseres Hofes aufnahmefähiger sei, sollte ihm auch ausreichend Zeit gegeben werden, das Pony seiner Wahl von der Weide zu holen. Auf der Weide gibt es viele Dinge zu entdecken. Joscha sollte Zeit haben, sich diese anzusehen und sich damit auseinanderzusetzen. Außerdem schulte das Führen des Pferdes beim Überqueren der Straße Joschas Verantwortungsgefühl. Sein Selbstvertrauen würde wachsen, wenn er den Überblick behielte und mit dem Pony an der Hand sicher die Straße überqueren würde. Das sichere Überqueren von Straßen in seinem Wohnumfeld stellte für ihn noch eine Gefahr dar, da er oft seine Umwelt ausblendete. Hier bräuchte er häufig noch eine helfende Hand, die ihn leiten würde. Was für ein Rollentausch! In seinem Alltag wird er an die Hand genommen, um sicher über die Straße zu kommen. Bei uns hat er die Gelegenheit, jemand anderes an die Hand (den Führstrick) zu nehmen und für Sicherheit zu sorgen. So kann persönliches Wachstum entstehen.

Ich war mit dem Ausgang des Gespräches sehr zufrieden und motiviert, die Herausforderungen neu anzugehen. Direkt nach dem Gespräch fingen die Sommerferien an. Ich würde mit Joscha also erst in sechs Wochen weiterarbeiten. Joscha würde in der Zwischenzeit mit der Mutter eine kleine Reise ins Ausland machen. Beide freuten sich auf diese besondere Zeit.

IRRWEGE DURCH DIE LITERATUR UND DREI BÜCHER MIT AHA-EFFEKT

Die sechs Wochen wollte ich nutzen, um noch mehr über frühkindlichen Autismus zu erfahren. Ich bestellte im Internet ein Buch mit dem Titel, Praxisratgeber Autismus: Der Praxisratgeber für Elternteile, Lehrer und Bekannte. Leider war ich nach der Lektüre nicht schlauer als vorher. Klar wurde über die unterschiedlichen Symptome Bericht erstattet. Ich hatte aber immer noch keine Ahnung davon, warum sich Autisten für uns so seltsam verhalten. Was geht in ihnen vor, wenn sie uns nicht antworten oder erst lange Zeit nach der Frage Bezug darauf nehmen, wenn wir mit einer Antwort schon gar nicht mehr rechnen? Wie fühlen sie sich, wenn ein Umweltreiz sie so sehr quält, dass sie in unseren Augen völlig überreagieren und „ausrasten", und wie kommt es überhaupt dazu? Was geht in ihnen vor, wenn sie sich in sich selbst zurückziehen, sich von anderen Menschen abwenden. Fühlen sie sich dann nicht einsam? Brauchen Autisten nicht auch mal jemanden, der sie in den Arm nimmt, um sich geliebt, sicher und geborgen zu fühlen? Und eins ist mal sicher: Autisten fühlen! Manche sogenannte Experten vermitteln Unwissenden auch heute noch gelegentlich, dass Autisten gefühlskalt sind, oder sprechen ihnen sogar ganz ab, Gefühle zu empfinden. Hier meine Meinung: Autisten sind Menschen, Menschen fühlen. Etwas Gegenteiliges bei Autisten zu behaupten, ist in meinen Augen ein Zeugnis für die Unmenschlichkeit derer, die diese Behauptung aufstellen. Gefühle nicht zeigen zu können, darf kein Indiz dafür sein, keine zu haben. Für mich ist das ganz klar, seit ich Joscha kenne. Die Überreaktion auf das stinkende Fliegenspray war ein Gefühlsausbruch! Mir fehlt aber noch die Empathie, mich in die Gefühlswelt dieses autistischen Kindes hineinzuversetzen. Und das wollte ich unbedingt ändern.

Nachdem ich weder im Internet noch in einem Sachbuch die nötigen Informationen fand, kam mir die Idee, nach autobiografischen Büchern von autistischen Autoren zu suchen. Ich entdeckte drei Bücher und alle drei waren eine Offenbarung. Endlich bekam ich den gesuchten Schlüssel, um die Tür zur geheimen Gefühlswelt autistischer Menschen zu öffnen. Endlich bekam ich die Antworten, nach denen ich so lange gesucht hatte. Endlich bekam ich einen Wegweiser, der mich auf die Spur zur außergewöhnlichen Denkweise autistischer

Menschen brachte. Ich war ganz eingenommen von der persönlichen Herangehensweise, die mir die Bücher lieferten. Die Bücher dieser drei Autoren brachten mich Joscha schon beim Lesen näher und erklärten so viel, dass ich ganz erleichtert war, sie gefunden zu haben.

Sehr viele Informationen filterte ich aus dem Buch von Aleksander Knauerhase mit dem Titel „Autismus mal anders – einfach, authentisch, autistisch" heraus. Auf eine durchaus unterhaltsame Weise nimmt uns der Autor mit auf eine Wissensreise rund um sein Krankheitsbild Asperger Autismus. Diese Form ist wohl leichter als der frühkindliche Autismus. Die Schwere der Symptome ist aber von Mensch zu Mensch verschieden. Die persönlichen Erklärungsmodelle, die mir Aleksander Knauerhase lieferte, halfen mir sehr, mich besser in Joscha einzufühlen. Gefühle erleben und Ausdruck verleihen, warum fällt Autisten das schwer? Der Autor selber sagt über sich, er kann im Groben vier Gefühlszustände beschreiben. Positiv, Neutral, Negativ und als vierte Facette Leer. Das Buch enthält eine einleuchtende Erklärung. Ich möchte an dieser Stelle den Autoren zitieren.

„Jemand mit einem „Auge für Farben" unterscheidet mühelos verschiedene Varianten von Blau: von Ultramarin über Azurit und Kobaltblau bis Indigo und so weiter. Für einen anderen Menschen sind dieselben Farbtöne, Pigmente, Stoffe einfach nur: „Blau!" Vielleicht noch „Hellblau" oder „Dunkelblau!", aber das war es dann gewesen. Er nimmt zwar alle Blautöne wahr, aber kann sie nicht in verschiedene Varianten differenzieren. Wenn man sich jetzt vor Augen hält, dass es Menschen mit einer solchen eingeschränkten „Auflösung" des Gefühlsspektrums gibt, ist es durchaus nicht verwunderlich, wenn manche eine Frage wie: „Was empfindest / fühlst du gerade?", nicht wirklich beantworten können."

Einleuchtend, oder?

Ein anderes Zitat: *„Es sind nicht die Gefühle und Emotionen, die einem Autisten fehlen. Es sind seine besondere Wahrnehmung der Emotionen und generell sein Körperempfinden, die es ihm schwer ma-*

chen, Gefühle zu differenzieren und adäquat darüber zu reden. Ich möchte sogar einen Schritt weiter gehen. Ich sage von mir immer: Ich habe ein eingeschränktes Portfolio an Gefühlen, die ich **definieren** *und beschreiben kann. Aber als Ausgleich* **empfinde** *ich die Gefühle, die ich wahrnehme, um ein Vielfaches stärker.“*

Wieder ein Puzzlestück richtig eingefügt. Eine Erklärung, warum Autisten vermeintlich überreagieren. Wir erinnern uns an Joschas „Ausraster“, als sein Riechorgan überlastet war, und im Vorfeld schon sein Tastsinn aufgrund der Pferdehaare!

Ein echter Knaller ist die Beschreibung seiner Hörerlebnisse im Wartezimmer einer Arztpraxis! Er schreibt so nah am Puls und so originell, bisweilen humorvoll und doch so einfühlsam, was alles in einem Wartezimmer beim Arzt auf ihn einprasselt, dass man nur mitfühlen kann! Er benutzt dabei die gelungene Wortkreation „Geräuschsafari“, sodass sich mir die Frage aufdrängt: Wieso kann dieser Autist sich so gut ausdrücken und mich auch gefühlsmäßig mitnehmen. Auch darauf gibt es eine Antwort, allerdings von einem anderen Autoren, den ich später vorstelle. Des Weiteren räumt er die weitverbreitete Vorstellung auf, dass Autisten nicht lügen können. Autisten sind sehr direkt, was ihnen irrtümlich als Wahrheitsliebe ausgelegt wird. Sie sehen eben keinen Sinn darin, auf die Frage „Wie findest du mein Kleid?“ mit „Schön“ zu antworten, wenn sie es hässlich finden. Auch nicht, um die Etikette der Gesellschaft zu wahren. Er meint dazu: *„Aus meiner persönlichen Sicht ist der Grund dahinter, nicht zu lügen, der fehlende Sinn dahinter. Wo Nichtautisten einen Sinn erkennen und / oder mit der Lüge gewisse Ziele verfolgen, ist für Autisten die Lüge unnötig: unsinnig. Wo liegt der Sinn darin, jemandem zu schmeicheln? Ist das nötig? Insofern unterscheiden sich Autisten von anderen Menschen nur darin, dass sie in der Beurteilung und Abschätzung, ob eine Lüge notwendig ist, anders entscheiden. Das Lügen an und für sich jedoch ist ihnen genauso wenig fremd wie allen anderen auch.“*

Sollte Herr Knauerhase jemals dieses Buch lesen, möchte ich an dieser Stelle Danke sagen! Ich bekam sogar hilfreiche Antworten auf Fragen, die ich noch gar nicht gestellt hatte, mir aber exzellent weiterhalfen, Joscha zu verstehen und einen besseren Zugang zu ihm zu finden.

Das zweite Buch ist „Nicht normal, aber das richtig gut. Mein wunderbares Leben mit Autismus und ADHS." von Denise Linke.

Hier treffen zwei Welten aufeinander, die aber teilweise auch zu einer verschmelzen. In meinen Worten einfach ausgedrückt: Nicht jeder Mensch mit ADS oder ADHS ist Autist, aber fast jeder Autist hat ADS oder ADHS (Aufmerksamkeitsdefizitstörung oder Aufmerksamkeitsstörung mit Hyperaktivität).

Auf alle drei trifft zu, dass sie Reize alle gleich intensiv wahrnehmen und nur schlecht filtern können, was gerade Priorität hat und was nicht. Zudem nehmen sie Geräusche wahr, die wir gar nicht oder nur abgeschwächt wahrnehmen. Bestes Beispiel ist das Surren einer Neonröhre. Wir nehmen sie gar nicht oder nur dann wahr, wenn keine anderen Geräusche um uns herum sind. Für Autisten und AD(H)Sler ist das Surren genauso penetrant wie das Rascheln der eigenen Kleidung und der von anderen Menschen im selben Raum, das Ticken der Uhr an der Wand oder der Ventilator im angrenzenden Bad. Sie hören alles und alles gleich intensiv. Nichtbetroffene selektieren die unwichtigen Geräusche intuitiv aus oder nehmen sie erst gar nicht wahr. Ihr Gehirn filtert unterbewusst alles Unwichtige aus.

Beim Tasten und Fühlen über die Haut ist es das Gleiche. Es wird quasi zu viel gefühlt, was dann zu Reizüberflutung führt. Wenn die Reizüberflutung zu stark wird, ziehen sich Autisten in sich selber zurück, um ihre Umwelt auszugrenzen zum reinen Selbstschutz und nicht, weil sie unsozial sind, oder es kommt zum overload, was dann zu einer Überreaktion und zum „Ausrasten" führt.

Bei der Autorin ist das ADHS wohl so stark ausgeprägt, dass sie dieses abgesondert von ihrem Asperger-Autismus beschreibt. Obwohl die Autorin sehr ausgeprägte Symptome zeigt, wurde ihr Autismus erst im Erwachsenenalter durch Zufall von einem Bekannten, der ebenfalls Asperger-Autismus hat, auf einer Studentenparty entdeckt. Er fragte, nachdem sich beide bei unerwartetem, lang anhaltendem Lärm als einzige Gäste der Party die Ohren zuhielten: *„Wann hast du deine Diagnose bekommen?" „Meine was?" „Deine Diagnose", Sam strahlte sie an. „Ich habe keine Ahnung, wovon du sprichst." „Na, Asperger. Du hast doch Asperger."* Denise Linke fiel bei dieser Aussage nur die Kinnlade herunter und sie konnte nur noch fassungslos staunen.

Sie beschreibt diese Erkenntnis auf der Party so: Auf die Feststellung ihres Bekannten Sam reagierte sie zunächst mit einem ungläubigen: *„Ich habe was?" „Na das Asperger-Syndrom. Das musst du doch kennen. Autismus." „Aber das wusste ich damals alles nicht. Eigentlich wusste ich gar nichts. Ich wusste nur instinktiv, dass Sams Verdacht stimmte. Ich war Autistin. Noch bevor ich genau wusste, was Autismus bedeutet, war ich mir sicher, dass Sam recht hatte. Und dass dieses Wissen alles verändern würde."* Klar hatte auch sie schon von Autismus gehört, aber nie weiter darüber nachgedacht. Ihr fiel dazu die Figur des Filmes „Rain Man" ein und Sheldon Cooper von „The Big Bang Theorie". Denise Linke suchte eine Ärztin auf, die den Verdacht ihres Bekannten bestätigte. Eins kann ich nach der Lektüre dieses Buches sagen. Die Erkenntnis, Autistin zu sein und Erklärungen für sich selbst und ihr Anderssein zu finden, hat sich durchweg positiv auf die Zukunft der Autorin ausgewirkt.

Joscha weiß um seine Diagnose und es wird offen darüber gesprochen. Nur so können Angehörige und die Betroffenen selber Hilfestellungen einfordern und für Verständnis bei den Mitmenschen werben. Sehr eindringlich beschreibt sie das Wirken ihrer beiden

Diagnosen: „*Mein ADHS macht es mir unmöglich, in den Stand-by-Modus zu gehen. Ich sende und empfange immer – egal ob es erforderlich ist oder nicht. Passiert nicht genug, drehe ich mich um meinen Kern wie ein Perpetuum mobile. Mein Autismus macht es jedoch unumgänglich, Ruhezeiten einzulegen, um die leergesaugten Batterien wieder aufzuladen. Ein ewiges Hin und Her.*"

In Bezug auf Tiere stellt sie Folgendes fest: „*Am leichtesten fällt mir Mitgefühl dort, wo es am offensichtlichsten ist: bei Tieren. Tiere labern einen nicht voll oder gestikulieren wild. Sie heulen, schreien, weinen. Sie leiden nicht mysteriös, sondern penetrant. Wie wunderbar. Natürlich ist es nicht wunderbar, dass sie überhaupt leiden. Aber sie tun es auf eine Art, die mir instinktiv einleuchtet.*" Eine Parallele zu Joscha. Pares brachte er sein Mitgefühl entgegen. Bei mir klappte das noch nicht so gut. Ich erinnerte mich daran, wie Joscha mir mal aus Versehen auf den Fuß getreten ist. Er lachte! Ich machte ihn ganz sachlich darauf aufmerksam, dass seine Reaktion unpassend war, da er mir wehgetan hatte. Die richtige Reaktion wäre eine Entschuldigung gewesen, bemerkte ich noch. Genauso hatte ich das ja mit der Mutter abgesprochen. Autisten benötigen da klare Worte, wie das Gegenüber sich fühlt und was es erwartet. Joscha war auch kein Stück beleidigt, sondern sagte: „OK. Entschuldigung."

Mit dem heutigen Wissen leuchtet mir ein, dass Joscha nicht aus Schadenfreude gelacht hat (das war mein erster Impuls, bevor ich Sekunden später umschaltete, auf „mein Gegenüber zeigt eine autistische Reaktion"), sondern weil er meinen Gesichtsausdruck nicht deuten konnte. Vielleicht war die Unebenheit meines Fußes unter seinem für sein Körperempfinden gerade ulkig und ließ ihn auflachen. Die Autorin berichtet auch, dass ihre engste Freundin ihr ihre Gefühle ganz klar sprachlich mitteilen muss. Das traurige Gesicht ihrer Freundin kann sie nicht oder nur schwer deuten. Ein: „Ich bin traurig!!!" mit der passenden Gestik und Mimik und einer Erklärung, warum dieses Gefühl da ist, findet sie sehr hilfreich. Deswegen war Joscha auch nicht eingeschnappt und empfand meine Kritik nicht als Zurechtweisung, sondern als hilfreiche Botschaft, mit mir als seinem Mitmenschen umzugehen.

Vom dritten Buch bin ich außerordentlich fasziniert, denn der Autor ist zu dem Zeitpunkt, als er das Buch schreibt, erst 13 Jahre alt! Naoki Higashida ist ein japanischer Junge. Er hat eine besonders schwere Form des Autismus und kommuniziert meistens über eine selbstgebastelte Tastatur aus Pappe, die seine Mutter für ihn hergestellt hat. Er verfügt zwar auch über die Fähigkeit, mit einer Computertastatur zu arbeiten, zieht die aus Pappe aber vor, weil ihn die Computertastatur zu sehr ablenkt. Lange konnte sich das Kind gar nicht ausdrücken, was er als ungemein belastend beschreibt. Reden kann er, noch besser singen! Er kann auch laut aus einem Buch vorlesen. Soll er aber mit einem Menschen reden, gehen ihm die Worte verloren. Mit der Tastatur, die sein Gegenüber mitliest, während er auf die Buchstaben tippt, geht Kommunikation für ihn aber ganz wunderbar!

In seinem Buch, „Warum ich euch nicht in die Augen schauen kann. Ein autistischer Junge erklärt seine Welt.“, beantwortet er 58 Fragen, die nichtautistische Menschen ihm stellen.

Sehr hilfreich für mich war die Frage Nummer 8. Warum brauchst du ewig, um eine Frage zu beantworten. Aus der Antwort habe ich mir für die Arbeit mit Joscha diese Essenz herausgezogen. Ich muss, nachdem ich Joscha eine Frage gestellt habe, warten. Und das womöglich lange. Denn *„Autisten schwimmen in einem Meer aus Worten“*. Bis sie die richtigen gefunden haben und dann noch aussprechen können, kann viel Zeit vergehen. Hier muss ich mich selber im Aushalten von Stille in der Kommunikation üben.

Übrigens hat Naoki Higashida auch die Antwort auf meine Frage, warum Herr Knauerhase mich in seinem Buch gefühlsmäßig so mitnehmen kann. Autisten können Gefühle besser verschriftlichen als versprachlichen! Der Schreibprozess dauert länger. Das geschriebene Wort verschwindet nicht im Meer der Worte, sondern ist fix. Schreiben bringt Ordnung und Struktur in das oft reizüberflutete Gehirn und an das geschriebene Wort kann der autistische Mensch immer wieder anknüpfen.

Jedem, der ein Verständnis für Menschen mit Autismus bekommen möchte, kann ich diese drei Bücher empfehlen. Nach der Lektüre stand ich Autisten gefühlsmäßig nicht mehr gegenüber, sondern fühlte mich ganz nah an ihrer Seite.

WEITERARBEIT MIT NEUER STRATEGIE, ERGÄNZENDEN ZIELEN UND NEUEN ERKENNTNISSEN

Im Herbst nahmen wir die Therapie wieder auf. Joscha wurde von seiner Mutter gebracht und hatte schlechte Laune. Trotz der schlechten Laune fiel die Begrüßung recht gut aus. Joscha sprach sehr schnell einen Wunsch aus: „Ich will nicht reiten, lieber Pferd versorgen!" Ich richtete mich ganz nach Joscha und teilte ihm mit, dass das überhaupt kein Problem für mich sei und ich mich freuen würde, dass er so klar sagte, was er möchte. Gemeinsam gingen wir zur Wiese und Joscha suchte sich Pares aus. Tatsächlich untersuchte er auf der Wiese noch einige Maulwurfhaufen und Wühlmausgänge und ich gab ihm die Zeit. Als Joscha mit Pares an der Hand die Weide verließ und an der Straße Halt machte, um für ein sicheres Überqueren zu sorgen, nahm er diese Aufgabe sehr ernst. Es war schön mit anzusehen, wie stolz Joscha war, als wir den Hof erreichten. Auf mein anerkennendes Lob reagierte er mit einem Lächeln und einer Streicheleinheit für Pares!

Beim Putzen legte Joscha eine erstaunliche Ausdauer an den Tag. Alles wurde genau beobachtet, jeder Handgriff mit den Augen verfolgt. Joscha war in einem für Autisten angenehmen Maß bei der Sache.

Was bei anderen Kindern mitunter nebenher läuft, machte Joscha sehr intensiv. Nach dem Putzen stellten wir das Pony auf den Paddock vor der Box und ich machte Joscha den Vorschlag, auf den Heuboden zu steigen und Pares Heu durch die Luke nach unten zu werfen. Hier achtete ich darauf, dass Joscha die Möglichkeit bekam, sehr viel selbstständig zu machen. Er fand die Arbeit auf dem Heuboden sehr interessant und stellte sogar einige Fragen. Als wir Pares das Heu in den Paddock geschoben hatten und er zufrieden sein Heu mümmelte, setzten wir uns gemütlich auf eine Pferdedecke daneben und sahen einfach schweigend zu. Das Schweigen empfand ich nach dem Lesen der Bücher nicht mehr als so unangenehm, weil ich jetzt den Nutzen für Joscha kannte. Ich sinnierte gerade darüber, dass Joschas Laune deutlich besser geworden war und dass wir trotz des holprigen Starts eine gute Zeit verbrachten, als Joscha anfing, mir von seiner Urlaubsreise mit der Mutter zu erzählen. Dass er das aus eigenem Antrieb machte, wusste ich sehr zu schätzen, und so endete die Stunde für alle Beteiligten in richtig guter Stimmung.

Die nächsten vier Einheiten liefen ähnlich ab, allerdings entschied er sich zwei Mal für Chicco. Joscha machte die Arbeit auf dem Hof, wie Fegen, Schubkarreschieben oder Sachenaufräumen Spaß. In keiner der Einheiten wollte er reiten. Für Chicco bauten Joscha und ich nach Joschas Vorstellungen einen kleinen Geschicklichkeitsparcours auf. Das Führtraining war ein Vergnügen für ihn. Wenn wir nicht putzten oder führten, bereiteten wir das Futter für die Pferde vor. Intensiv beschäftigte sich Joscha mit den einzelnen Futtermitteln. Heu, Stroh und Hafer wurden ertastet und „erschnüffelt". Joscha stellte auch aus Eigeninitiative immer wieder sachbezogene Fragen zu den Pferden und deren Versorgung an mich. Insgesamt konnten wir eine gute Arbeit an den Zielen verzeichnen. Ich fühlte mich wieder wohl in meiner Arbeit und hatte den Eindruck, dass es Joscha auch so ging.

Der sechste Termin wurde ein kleines Highlight! Joscha wurde von der Mutter und Joschas Cousin Karl begleitet. Karl ist zwei Jahre jünger als Joscha. Frau B. hatte den Besuch telefonisch angekündigt. Karl war neugierig geworden durch die Erzählungen von Joscha, was es bei uns auf dem Hof alles zu entdecken gab. Diese Info fand ich großartig und selbstverständlich hatte ich nichts dagegen, dass Karl Joscha begleiten würde.

Sichtlich stolz zeigte Joscha Karl alles und wählte natürlich sein Lieblingspony Pares. Beim Putzen erklärt er Karl die Handgriffe und dieser putzte eifrig mit. In dieser Einheit wollte Joscha Pares auch wieder satteln und verkündete, dass er gerne einen geführten Ausritt machen würde. Karl fragte mich, ob er auch mal reiten dürfe. Ich gab die Frage an Joscha weiter, schließlich war es seine Stunde. Joscha hatte nichts dagegen. Um Joschas Selbstvertrauen zu stärken, bat ich Karl, gut zu zusehen, wenn Joscha aufstieg und losritt, weil er schon alleine durch die Beobachtung viel lernen könne. Joscha genoss seine Rolle als „Vorreiter" im wahrsten Sinne des Wortes! Während des Ausrittes fragte ich Joscha nach der Schule. Es dauerte gar nicht so lange, um eine Antwort zu finden. In der Schule lief es gerade erfreulich gut. Er hätte von seiner Lehrerin „Sonnen" bekommen, eine Auszeichnung für gute Arbeit. Es war überhaupt das erste Mal, dass ich auf eine Frage, bezogen auf die Schule, eine Antwort bekam. Seine Mutter hatte mich gebeten, regelmäßig den Versuch zu starten, das Thema Schule anzusprechen. Nicht selten gab es dort Probleme und die Mutter wünschte sich, dass Joscha in mir eine weitere Person fand, um dieses oft schwierige Thema zu bearbeiten. Dieser Tag war ein Tag, an dem sich Joscha mir gegenüber weiter öffnete. Seine Mutter, die unseren Ausritt begleitete, lächelte glücklich über diese Entwicklung. Wir vereinbarten, dass Karl jetzt öfter mitkommen sollte. Seine Anwesenheit wirkte sich sehr positiv auf Joscha aus.

Beim nächsten Termin wurde Joscha von Frau Rose begleitet, da die Mutter gesundheitliche Probleme hatte. Wir entschieden uns für einen Ausritt mit Pares zum nahegelegenen Bach. Dort wollte ich Pares grasen lassen, während Joscha Stöcke in den Bach werfen konnte. Diese Beschäftigung machte ihm Freude. Wie lange brauchte ein Stock, um unter der Brücke durchzuschwimmen. Dieser Frage wollte Joscha auf den Grund gehen. Frau Rose bemerkte erfreut, wie ausgelassen, fröhlich und experimentierfreudig Joscha in dieser Umgebung war. Joscha bekam dieses Gespräch mit und schmiss folgenden Satz in den Raum, wobei er das „a" im letzten Wort ausgiebig in die Länge zog: „Bei Frau Rose ist es immer so langweilig!" Oh mein Gott, ich konnte mich dermaßen gut in Frau Rose hineinversetzen. Nur zu oft hatte auch ich diesen Satz auf mich bezogen von Joscha gehört. „Und manchmal auch anstrengend!", vervollständigte er seine Gedanken. „Das kann ich bestätigen!", erwiderte Frau Rose. „Aber zum Lernen gehört ein wenig Anstrengen dazu. Und dass du mich manchmal nicht so toll findest, damit kann ich umgehen." Joscha sagte darauf nichts mehr, schien aber eine Weile über das Gespräch nachzudenken, denn er stellte sein Spiel mit den Stöcken für eine Weile ein. Frau Rose und ich waren zufrieden. Joscha war mit zwei Frauen im Dialog! Und er setzte sich mit der Natur und den gegebenen Umweltreizen auseinander. Das war doch was!

Die nächsten beiden Einheiten brachten neben der sicherheitsgebenden Struktur und Routine und dem situativen Ansatz, wo auf Joschas Wünsche eingegangen wurde, positive Entwicklungen bei dem Erlernen gesellschaftlicher Gepflogenheiten. Die Begrüßungs- und Abschiedsrituale wurden selbstverständlicher und es kam jetzt regelmäßig zu Augenkontakt und dem unbefangenen Schütteln der Hände. Allerdings erwiderte er meine Begrüßung immer noch erst, wenn die Mutter ihn dazu aufforderte.

„Wie wäre es, wenn wir heute mal etwas mit Sternchen machen?", fragte ich Joscha zu Beginn des nächsten Einheit. Er willigte sofort ein. An diesem Tag fragte er mich das erste Mal etwas Privates. Er zeigte auf ein XXL-Foto, welches in einem Rahmen in der Sattelkammer hing, und fragte, wer das sei. Ich antwortete: „Das war mein erstes Pferd „Felicitas", daneben stehe ich und rechts und links meine beiden Söhne." „Wo ist Felizitas jetzt?" Ich klärte Joscha darüber auf, dass Felicitas schon 10 Jahre tot sei. Darauf reagierte er mit langem Schweigen und ich sagte auch nichts. Dann sagte er: „Deine Söhne habe ich schon gesehen, die sehen ganz anders aus." „Das liegt daran, dass dieses Foto auch schon 10 Jahre alt ist, meine Söhne sind jetzt schon viel größer. Sie sind jetzt beide größer als ich." Auch hier folgte ein längeres Schweigen. Ich stellte eine Anweisung in den Raum und war sehr gespannt auf Joschas Reaktion. „Heute reitest du mit Sternchen spazieren." Es folgte ein: „OK." Erstaunt und zufrieden freute ich mich, wie einfach es manchmal sein konnte. Während des Ausrittes war Joscha ausgelassen, manchmal sogar albern. Nachdem er, für mich wahllos, Wörter aneinandergereiht hatte, sagte er plötzlich: „Bei dir ist es nicht gut!" Wo kam das denn auf einmal her, fragte ich mich in Gedanken. Dann reihte er wieder fröhlich Worte aneinander, lachte ausgelassen und streichelte Sternchens Hals. Er gab Sternchen auch das Kommando „Trab". Gut gelaunt zuckelten wir so durch die Natur. „Bei dir ist es doof", purzelten dann wieder Worte aus seinem Mund. Ich nahm keine Stellung dazu. Dann alberte er wieder ausgelassen herum und lachte. Jetzt drängte es mich doch, Joscha mit meinen Gedanken zu konfrontieren. „Joscha, du sagtest, bei mir sei es nicht gut und sogar doof. Aber du lachst heute so viel und siehst fröhlich aus. Irgendwie passen deine Worte nicht mit deiner guten Laune zusammen." Er reflektierte das kurz, machte dann ein böses Gesicht, änderte dann noch mal seine Mimik auf brummig-gelangweilt und musste dann doch wieder lachen. Das Erstaunliche dabei; er sah mir dabei die ganze Zeit in die Augen! Ich lachte fröhlich zurück.

Beim nächsten Termin wählte Joscha wieder Pares. Diese Einheit hielt gleich drei besondere Augenblicke für uns bereit. Da Joscha sich für Reiten entschieden hatte und somit nicht durch das Führen des Pferdes und die damit verbundene Verantwortung vereinnahmt wurde, machte ich einen kleinen Versuch. Ich wollte wissen, wie hilfreich es wäre, Joscha eine Frage zu stellen und danach einfach meinen Mund zu halten und unbeirrt auf die Antwort zu warten. Ich wollte Joscha die Zeit geben, in seinem Meer aus Worten nach den passenden für seine Antwort zu fischen, wie ich es in den Büchern gelernt hatte. Um die Zeit besser abschätzen zu können, stellte ich meine Frage beim Verlassen des Hofes. Sobald wir das Tor passiert hatten und uns auf dem Weg befanden, stellte ich meine Frage. „Was machen deine beiden Kaninchen eigentlich bei dir zu Hause?“ Joscha saß auf Pares und blickte irgendwie ins Leere. Für mich war es anhand seines Gesichtsausdruckes sehr schwer zu ergründen, was in ihm vorging. Das wir beide etwas zu tun hatten, er Reiten und Nachdenken und ich Pferdführen und Alle-Reize-bewusst-Aufnehmen, die eigentlich bei mir automatisch weggefiltert werden, erleichterte uns die Situation. Als wir an der nächsten Kreuzung ankamen, hatten uns mehrere Radfahrer, ein Auto und ein Traktor passiert. Die Hufe trappelten auf der Straße. Meine und Joschas Jacken raschelten in der Bewegung. Pares schnaubte zweimal. Ein Fasan „krähte“ mehrmals und schüttelte geräuschvoll sein Gefieder aus. In einiger Entfernung klapperte ein Fahnenmast und irgendwo über uns war ein Flugzeug zu hören. Außerdem wehte noch ein kräftiger Wind, der sich sowohl in meinem Gehörgang als auch auf meiner Gesichtshaut und auch optisch durch die Bewegung der Äste in den Bäumen bemerkbar machte. Ganz schön viel, was eigentlich unbemerkt an mir vorbeigerauscht wäre, wenn ich mich nicht bewusst darauf konzentriert hätte. Alles Reize, die Joscha verarbeiten musste, während er in seinem Kopf vermutlich mit Worten jonglierte. Ich selber war durch mein gedankliches Aufzählen sensibilisiert für den Reizdauerregen, der auf Joscha einprasselte und den er mit viel Extraenergie verarbeiten musste, da er ja alle Reize gleich stark wahrnahm. Welch schwieriges, kräfteraubendes Unterfangen! Als wir abgebogen waren, sagte Joscha: „Wenn ich zu Hause bin, dürfen die Kaninchen frei in meinem Zimmer laufen."

Zur zeitlichen Orientierung: Vom Tor bis kurz nach der Kreuzung sind es ca. 220 Meter. Ich habe leider nicht auf die Uhr gesehen, aber ich denke, wir sind ungefähr 3 Minuten gegangen. „Das ist ja toll! Dann haben die ja richtig viel zu entdecken", entgegnete ich. Eine kurze Zeit verging. „Ich habe denen aus Schuhkartons Unterschlüpfe gebaut, da können sie sich verstecken." „Das stelle ich mir schön vor. Sind sie auch manchmal draußen?", fragte ich weiter. „Ja, Mama und ich haben ein Gatter gebaut, was wir auf den Rasen stellen können. Dann können sie Gras fressen." „Ich glaube, das ist auch ganz wichtig für Kaninchen, auch mal draußen in der Natur zu sein", reagierte ich. So entstand ein unbefangenes Gespräch. Bemerkenswert fand ich, dass Joscha nach der ersten Antwort deutlich weniger Zeit brauchte für seine nächsten Antworten. Hatte er sich auf dem Weg zur Kreuzung schon einiges zurechtgelegt, was er erzählen wollte? Oder war es das sanfte Hin- und Herschaukeln des Pferderückens, was ihn in Redefluss brachte? Auf jeden Fall sah ich bestätigt, was mich die Bücher gelehrt hatten. Die Tatsache erfüllte mich mit Optimismus. Wieder auf dem Hof versorgten wir Pares und Joscha führte ihn danach, sorgfältig auf beider Sicherheit achtend, über die Straße zurück zu seinen Pferdefreunden auf die Wiese. Anschließend räumte Joscha noch die Putzkiste in die Sattelkammer. Auf dem Rückweg betrachtete er erneut das Foto von Felicitas: „Du bist traurig, weil sie tot ist!" Ich fand es aufschlussreich, dass er dieses nicht als Frage stellte, sondern simpel feststellte. „Das hast du richtig erkannt. Ich war sehr lange sehr traurig." Joscha betrachtete noch länger das Foto. Ohne ein Wort zu sagen. Als dann die Mutter kam, verabschiedete sich Joscha das erste Mal aus eigenem Antrieb von mir. Mit Händedruck und einem Blick in meine Augen. Ich freute mich sehr darüber. Ich hatte das sichere Gefühl, dass auf der Beziehungsebene bei Joscha und mir einiges auf Trab gebracht worden war.

Zu meiner Freude interessierte sich ein weiteres Familienmitglied für meine Arbeit mit Joscha. Über Frau B. hatte ich erfahren, dass Joschas Tante, die Mutter von Karl, gerne einmal eine Therapie-Einheit begleiten würde. Die Tante nahm in Joschas Familie einen wichtigen Platz ein. Sie unterstützte mit ihrer Familie die Mutter emotional und praktisch. Direkt zum nächsten Termin kam Joscha mit seiner Tante. Ähnlich wie bei Karl genoss es Joscha, sich und seine Fähigkeiten rund ums Pferd zu präsentieren. Die Tante war Joscha gegenüber sehr zugewandt und auch Joscha fühlte sich in ihrer Gegenwart wohl. Wir verbrachten eine schöne, entspannte Zeit mit Sternchen in der Natur. Die Tante gab Joscha regelmäßig positives Feedback. Das war wie eine Vitamin-Kur für Joschas Selbstvertrauen. Nach dem Reiten bereiteten Joscha und ich noch eine Portion Mash, einen warmen Brei aus Weizenkleie, Leinsamen und Haferschrot, für Sternchen zu. Gerade im Winter, es war schon kurz vor Weihnachten, freuten sich die Pferde über diese kleine warme Mahlzeit. Joscha fand die Zubereitung und auch die Verfütterung ausnehmend interessant. Er stellte viele Fragen und schien zu genießen, für Sternchen etwas ganz Besonderes zubereitet zu haben. Irgendwie kamen wir noch auf das Thema, dass seine Kaninchen auch Körner fressen. Nun stellte ich einige Fragen zu seinem Umgang mit seinen Tieren. Wir waren im Gespräch und tauschten uns aus. Eine gute Entwicklung. Auch die Tante stellte interessiert Fragen und trug so zum Gelingen der Kommunikation bei.

So ging das Jahr 2018 zu Ende. Die Arbeit mit Joscha hatte Höhen und Tiefen, wie ja eigentlich alles im Leben. Insgesamt hatte ich aber zum Jahresende ein rundes Gefühl, was meine Arbeit mit Joscha anging, und so sah ich voller Zuversicht in das neue Jahr.

NEUE HERAUSFORDERUNGEN

Anfang März beendeten wir unsere Winterpause. Wie zu erwarten war, konnten wir nicht übergangslos an unsere Erfolge vom Ende des vergangenen Jahres anknüpfen. Joscha kam mit seiner Mutter und war zunächst verschlossen. Auf meine freudige Begrüßung reagierte er nicht. Er hielt auch großen Abstand zu mir. Nachdem Frau B. ihren Sohn dazu aufgefordert hatte, mich zu begrüßen, bekam ich ein leise gewispertes *Hallo* ohne Augenkontakt und Händedruck. Ich nahm es gelassen. Wir wählten gemeinsam Sternchen und holten ihn von der Weide. „Ich will nicht reiten!“, sagte Joscha laut und deutlich, als wir Sternchen auf dem Putzplatz angebunden hatten. „Musst du auch nicht!“, erwiderte ich. „Jetzt weiß ich schon mal, was du nicht willst. Was mich jetzt interessiert, ist, was du willst.“ Die Aussicht, nicht reiten zu müssen, für seine Bedürfnisse eingestanden zu sein und ernst genommen zu werden, machte die weitere Planung für Joscha leichter. Er wollte Sternchen ausgiebig putzen und dann mit ihm spazieren gehen und ihn grasen lassen. „Das ist ein guter Plan“, ermunterte ich ihn. Schon beim Putzen erlebte sich Joscha als selbstwirksam. „Geh rum, Sternchen“, befahl er, als er mehr Platz brauchte, und drückte leicht gegen Sternchens Bauch. Prompt drehte sich Sternchen in die gewünschte Richtung. Ein Erfolgserlebnis.

Beim anschließenden Spazierengehen erkundigte ich mich nach seinen beiden Kaninchen und er berichtete bereitwillig einige Anekdoten, die er mit ihnen in seinem Zuhause erlebt hatte. So hatte er ihnen aus Playmobil einen kleinen Geschicklichkeitsparcours gebaut und sie mit Futter dazu animiert, die Hindernisse zu überwinden. War sein Cousin zu Besuch, wurde er miteinbezogen. Fabelhaft, dachte ich, die Dinge, die er während der Therapie mit den Pferden lernte, nahmen Einzug in sein Zuhause. Welch herrliche Art, das Gelernte zu vertiefen und mit in die Lebenswirklichkeit von Joscha zu nehmen. Selbstwirksamkeit, Einfühlungsvermögen, Ich-stärke, Selbstvertrauen, Fantasie, Kontakt zur Außenwelt … all das trainierte Joscha jetzt zu Hause weiter. Ich nahm mir vor, diese tolle Entwicklung auch mit der Mutter zu besprechen. Ich hatte Joscha einige Zeit nicht gesehen und für mich lagen die Fortschritte klar sichtbar vor mir, während es der Mutter im täglichen Einerlei vielleicht verborgen blieb. Ebenso wollte ich ihr berichten, dass Joscha auf meine Nachfrage auch von der Schule berichtete, zwar noch recht einsilbig, aber immerhin etwas.

Der nächste Termin gestaltete sich ähnlich wie der vorhergegangene, nur war Pares mit von der Partie. Wir knüpften an die Fortschritte an.

Die nächste Therapie-Einheit war geprägt von Einfallsreichtum und Spielfreude. Joscha wählte Chicco und hatte auch einen Plan für uns bereit. „Meine Kaninchen springen die Hindernisse immer viel schneller als deine Ponys. Die machen das immer nur im Schritt. Ich will mal mit Chicco im Trab über die Stangen!" „Super Sache", bestärkte ich ihn. „Wir bereiten uns vor und arbeiten Chicco erst im Schritt, dann, wenn seine Sehnen und Gelenke gut vorbereitet sind, kannst du es im Trab versuchen." Joscha hatte kein Problem damit! Geduldig arbeitete er Chicco erst im Schritt und bewies somit, dass er Verständnis für Chiccos Bedürfnisse hatte und Rücksicht nahm. Er stellte seine Interessen hinter die von Chicco!

Danach hatten wir alle eine Menge Spaß! Im Trab ging es durch einen Slalomparcours und über kleine Hindernisse. Seite an Seite flogen die beiden über die Hindernisse. Joscha und Chicco waren selbst dann noch ein Team, als Pony- und Kinderbeine beim Springen mit den Stangen kollidierten und Joscha stolpernd zu Boden fiel. Chicco reagierte wie ein echter Partner – er verlangsamte sein Tempo, blieb stehen und neigte seinen Kopf zu dem am Boden liegenden Jungen! „Los, aufstehen, weiter geht's!", schien Joscha in den Ponyaugen zu lesen. Er grinste breit, stand auf, klopfte sich noch, ganz wie es seiner Art entsprach, den Staub von den Kleidern und folgte Chiccos imaginärem Rat. Fröhlich nahmen beide weiter die Hindernisse. Ich feuerte das Duo an und zum Schluss gesellte sich Joschas Mutter dazu und applaudierte fröhlich. Auch ein zufällig vorbeikommender Spaziergänger mit seinem Hund blieb stehen und klatschte anerkennend. „Joscha, du kannst mit Chicco im Zirkus auftreten!", jubelte die Mutter ihm stolz zu und Joscha strahlte über das ganze Gesicht. So viel Emotion hatte ich vorher noch nicht in Joschas Gesicht lesen können. Für ihn, nein eigentlich für uns alle war die Stunde ein voller Erfolg!

Joscha zeigte großes Interesse für Tiere aller Art. Dieses Interesse wollte ich nutzen, um Joscha einerseits in einer anderen Umgebung kennenzulernen, weg vom Therapie-Einerlei, wo meist beruhigende Routine herrscht. Andererseits suchte ich eine Herausforderung, an der unsere Beziehung wachsen konnte und im besten Falle auch sein Selbstbewusstsein und sein Vertrauen in unbekannte Situationen, einen anderen Menschen und sich selbst. So telefonierte ich mit der Mutter und fragte, ob Joscha als Autist für Überraschungen zu begeistern sei. „Oh, dass könnte schwierig werden. Das kommt ganz darauf an, wie man die Überraschung plant." „Deshalb rufe ich an. Meine Idee ist, Joscha einen Gutschein für den Eintritt in den Tierpark, der nicht weit von hier entfernt ist, zu schenken. Ich hatte so ein gutes Gespräch mit ihm über Tiere", erzählte ich der Mutter. „Darüber würde sich Joscha freuen. Allerdings sollte zwischen der Überraschungseinladung und dem tatsächlichen Besuch des Tierparks mindestens eine Woche Zeit liegen", antwortete Frau B. „Joscha kennt den Tierpark schon und geht gerne dort hin. Er liebt die Zebras, die Dromedare und die Esel und freut sich, dass alle in einem großen Gehege zusammen sind. Selbst eine Affenbande ist in dem Gehege. Das alles zu beobachten, findet er sehr spannend." „Das Gehege finde ich auch am spannendsten", bestätigte ich, „dann werde ich zur nächsten Stunde Joscha mal überraschen und ich bin ganz gespannt, wie er das aufnimmt."

Joscha kam mit seiner Mutter, und nach der Begrüßung setzte ich mich mit den beiden auf die Gartenbank. „Joscha, ich habe eine Überraschung für dich." Joscha schaute auf seine Fußspitzen. Ich hatte den Gutschein nett verpackt und überreichte ihn Joscha. Joscha packte langsam und vorsichtig das Geschenk aus. Er studierte den Gutschein und den beiliegenden Prospekt. Nach einer Weile schaute er mich fragend an, dann seine Mama. „Ich möchte dir diesen Gutschein für den Tierpark schenken und dann mit dir gemeinsam die Tiere besuchen." Joscha baumelte weiter mit den Beinen und sah sehr interessiert seine Turnschuhe an, allerdings lächelte er leicht. „Was hältst du davon?", fragte ich. „Aber nicht jetzt", sagte er, ohne den Blick von seinen Füßen zu heben. „Nein, nicht jetzt! Ich habe mir schon gedacht, dass das für dich nicht ok ist und du etwas Zeit brauchst, um dich darauf einzustellen. Wie wäre es mit nächster Woche, und anstatt dass du hier zu mir kommst, hole ich deine Mutter und dich von zu Hause ab." Ich bekam einen Blick von der Seite und ein freundliches Grinsen sowie ein Kopfnicken. Verglichen mit anderen Kindern zeigte Joscha wenig Begeisterung. Dass er sich aber überhaupt darauf einließ, reichte mir. Wir unternahmen dann noch einen Spaziergang mit Chicco. Joscha machte sehr gut mit und es entstand auch ein kleines Gespräch zwischen uns. „Ich war schon oft mit Mama in dem Tierpark. Die Esel und die Affen sind auf einer großen Wiese mit Kletterbäumen für die Affen. Da ist auch ein Wassergraben, damit die Tiere nicht weglaufen." „Ich kenne den Tierpark auch und das Gehege ist mein Lieblingsort in dem Tierpark." Kurzer Blickkontakt, dann sagte er: „Einmal hat ein kleines Äffchen auf dem Po von einem Esel gesessen, das war lustig!" „Tatsächlich habe ich das auch schon gesehen und ich fand es toll, wie die unterschiedlichen Tiere miteinander klarkommen." Joscha erwiderte darauf nichts mehr. Er wirkte sehr nachdenklich und ein wenig abwesend. Er bat mich, Chicco zu übernehmen. Schweigend gingen wir zum Hof. Ich motivierte Joscha noch, ein Mash für Chicco zu machen. Joscha war merkwürdig unkonzentriert, machte aber weiter mit. Während Chicco sein Mash schlabberte, beobachtete Joscha ihn. So bekam er kaum mit, dass seine Mama zu uns gekommen war. Als er seine Mutter sah, ging er auf sie zu und zog sie einige Meter weg, um mit ihr zu sprechen. Etwas ratlos stand ich da, weil die Stunde ja noch nicht vorbei war. Das wusste Joscha aber auch, und so hielt ich mich zurück und beobachtete aus der Entfernung, wie die beiden sehr vertraut und liebevoll miteinander tuschelten. Zwischendurch schnappte ich die Wörter, „das kannst du Antonie selber sagen!" auf, worauf Joscha sich an seine Mutter schmiegte und verschämt mit dem Kopf schüttelte. So ging das einige Male hin und her, bevor die Mutter mir mitteilte: „Wir telefonieren heute Abend mal, das hat so keinen Zweck." Etwas verunsichert ob der ungewissen Situation beendete ich die Stunde mit Joscha, indem wir gemeinsam Chicco zur Weide brachten und uns verabschiedeten. Auf meine Nachfrage, ob es ein Problem mit meiner Überraschung gäbe, antwortete er nicht. Naja, mehr als nein sagen oder aufschieben konnte er nicht. Neugierig war ich aber schon. Abends klingelte das Telefon und Frau B. meldete sich. „Der Joscha hat eine Idee und eine Bitte. Er traut sich aber nicht selber zu sprechen. Ich habe ihn zu überzeugen versucht, doch dazu kann er sich nicht überwinden! Schade, weil ich mir sicher bin, dass Sie sich darüber freuen würden, das hab ich ihm auch gesagt, aber keine Chance!" „Jetzt bin ich aber gespannt, ich hatte schon Sorge, dass Joscha einen Rückzieher macht." „Nein, ganz im Gegenteil. Er freut sich und plant. Sie haben ja gesagt, dass Sie uns abholen, und da kam Joscha die Idee, dass Sie etwas Zeit mitbringen. Er möchte Ihnen sein Zuhause zeigen, aber vor allem seine Kaninchen. Außerdem möchte er, dass Karl mitkommt, das war allerdings mein Vorschlag, aber er hat nichts dagegen." „Das finde ich ja ganz großartig, ich freue mich total und komme gerne!" Auf meine Bitte hin übernahm Joscha den Hörer. „Joscha, was für eine tolle Idee, ich freue mich sehr über die Einladung und komme sehr gerne!" Von Joscha kam nur ein „OK". Und weg war er wieder. Obwohl er so kurz angebunden war, war ich doch auch stolz auf seine Fortschritte. Er gestaltete den Besuch des Tierparks aktiv mit, teilte seine Ideen mit uns und plante ein kleines gesellschaftliches Event. Event ist jetzt vielleicht übertrieben, aber für Joscha war das eine große Sache.

Wie verabredet fuhr ich in der Woche darauf zu Familie B. Frau B. öffnete die Tür, dahinter stand Joscha mit den Händen verschränkt hinter seinem Rücken. Nach der Begrüßung zeigte mir Joscha die Wohnung, er redete dabei nicht viel, sondern erklärte nur das Nötigste und in Ein-Wort-Sätzen. „Küche. Badezimmer. Wohnzimmer. Mamas Zimmer. Mein Zimmer", erklärte Joscha mit monotoner Stimme. Ich musste ein bisschen schmunzeln. „Wo ist denn Karl?", fragte ich. „Der kommt später", meldete sich Frau B., „Joscha wollte etwas Zeit für Sie alleine." „Oh, ich fühle mich ja jetzt ganz besonders. Danke Joscha. Ich bin ganz neugierig. Gehst du noch mal mit mir in dein Zimmer? Ich habe vorhin schon den Käfig gesehen, aber noch keine Kaninchen." Joscha erklärte mir, dass seine Kaninchen, wenn er mit im Zimmer wäre, frei laufen dürften. Er zeigte mir auch einige kleine Unterschlupfmöglichkeiten, die er für seine Kaninchen gebaut hatte. So konnten sie sich jederzeit unseren Blicken entziehen, wenn sie das wollten. Und gerade wollten sie das. Joscha hatte schon Möhren und einige Salatblätter vorbereitet, um die Kaninchen aus ihrem Versteck zu locken. Das klappte auch und ich staunte, wie umsichtig Joscha mit seinen Tieren umging. „Das sind also Hops und Speedy, von denen du mir schon so einige Geschichten erzählt hast. Die sind ja richtig niedlich, genau wie du gesagt hast." Joscha sagte mir die

Namen der Kaninchen und erklärte auch, das Speedy seinen Namen hätte, weil er so schnell wäre. „Er ist viel schneller mit den Hindernissen als Hops. Der hoppelt aber niedlich“, erklärte Joscha. Joschas Mama stand im Türrahmen und beobachtete uns zufrieden. „Ich baue jetzt den Playmobil-Parcours auf, dann zeige ich dir das“, meinte Joscha voller Eifer. Jedoch wurde dieses vom berühmt-berüchtigten Vorführeffekt nahezu unmöglich gemacht. Die Kaninchen waren nicht in Präsentierlaune und Joscha? Ich war unsicher, ob er jetzt frustriert und wütend reagieren würde. Ein wenig enttäuscht war er, allerdings konnte das seiner positiven Grundeinstellung heute nichts anhaben. Ich thematisierte ihm gegenüber, wie vorbildlich er seine Tiere beschäftigte und sich um ihr Wohlergehen sorgte. Ich lobte den großen, sauberen Käfig, die Futter- und Wasserbehälter und die Beschäftigungs- sowie Rückzugsmöglichkeiten für seine Kaninchen. Vom Balkon aus zeigte er mir auch noch den mobilen Auslauf, den Frau B. und Joscha für die Tiere gebaut hatten. So bekamen sie auch die Möglichkeit, sich in der Natur und auf frischen Gras aufzuhalten, was ihren natürlichen Bedürfnissen näherkam als ein Kinderzimmer und somit ein guter Ausgleich war.

Es klingelte und Karl wurde von seiner Mutter gebracht. Während sich die beiden Frauen kurz unterhielten, brachte Joscha Hops und Speedy in ihren sicheren Käfig zurück, was die Tiere stressfrei und routiniert mitmachten. Und dann ging es los in den Tierpark. Im Tierpark angekommen, schauten wir uns alles in Ruhe an. Wobei – Joscha, Frau B. und ich schauten in Ruhe. Karl hatte es überall etwas eiliger als wir. Es fiel mir auf, dass Joscha sich die Infotafeln der verschiedenen Tiere gründlich durchlas und zwischendurch interessiert einen Blick auf die Tiere warf, um dann weiterzulesen. So ging das bei fast allen Tiergehegen. Karl redete viel, sagte die Namen der Tiere oder, wenn er es nicht wusste, fragte er danach. Allerdings immer uns Erwachsenen. Ich bat Karl, Joscha zu fragen, da ich annahm, dass er die Antworten wusste. Joscha reagierte allerdings nicht auf diese Fragen, sondern studierte weiterhin die Tiere. Karl quittierte das mit einem Achselzucken, und so übernahmen wir das Antworten, obwohl ich sicher war, dass Joscha die Antworten kannte. Ich vermutete, dass Joscha im Studier-Modus war und sich da auch nicht stören lassen wollte. Hatte Joscha zu Hause noch mit mir geredet, so schwieg er jetzt, nahm seine Umwelt aber bewusst wahr. Er war fokussiert auf das Wesentliche - die Tiere und die Informationen dazu. Seine Mitmenschen blendete er aus oder nahm sie nur am Rande wahr. Ich war beeindruckt, Joscha so zu erleben. Dieser Junge gab mir wieder neue Einblicke in die Welt der Autisten!

Dem Tierpark angeschlossen war ein großer Spielplatz mit Trampolinen, Tunnelrutschen, Schiffsschaukeln und ein paar kleinen Fahrgeschäften. Jetzt war Karl voll in seinem Element. Unentschlossen irrten seine Augen über die vielen Möglichkeiten, die sich ihm boten. Er war kurzfristig etwas überfordert und zappelte hektisch umher. Joscha war die Ruhe selbst. Karl probierte zunächst einige Geräte aus, zeigte aber wenig Ausdauer. Letztendlich hatte es ihm die Schiffsschaukel angetan, und hier verweilte er etwas länger. Karl schaukelte mit einem anderen Kind, während die beiden von Joscha beobachtet wurden. Joscha schaukelte auch nach Aufforderung nicht mit, blieb aber geduldig stehen und schaute interessiert zu. Ich sprach kurz mit Frau B. darüber. Sie berichtete, dass sie dieses Verhalten von Joscha kannte. Er nahm teil an dem, was um ihn herum geschah, aber das auf seine ganz spezielle Art. „Zu Hause fragt er mich dann, wie diese Schiffsschaukeln funktionieren, warum man auf dem Trampolin höher hüpfen kann als auf einem Bett, und natürlich berichtet er über alles, was er über die Tiere gelesen hat. Allerdings warte ich jetzt nur darauf, dass es Joscha langsam zu viel wird mit den ganzen Leuten hier und der Musik aus den Karussells." Es zeigte sich, dass Frau B. recht behalten sollte. Joscha drängte sich an seine Mutter und fragte, wann es nach Hause ginge. Karl wollte aber noch weiter den Spielplatz bespielen und so machte ich Joscha den Vorschlag, noch mal mit mir in den deutlich ruhigeren Tierbereich zu gehen. Gemeinsam schauten wir uns also noch mal die Lieblinge von Joscha an. Die Erdmännchen, die Stachelschweine, die Alpakas und das tolle Gehege mit den Zebras, den Eseln und den Affen. Wir redeten nicht viel, sondern ließen die Umgebung auf uns wirken. Das Schweigen empfand ich nicht wie so oft mit Joscha als unangenehm, sondern viel mehr fühlte ich mich durch das gemeinsame stille Beobachten der Tiere mit ihm sehr verbunden. Auch auf dem Rückweg plauderten Frau B und ich noch eine Weile und waren uns einig, dass die Überraschung für Joscha gelungen war.

Etwa um diese Zeit schlich sich heimlich, still und leise ein anderes Wesen in meine therapeutische Arbeit und in Joschas Herz. Da Joscha nur noch selten reiten wollte, verbrachten wir viel Zeit im Stall und auf dem Hof. Auch hier bauten wir oft unseren Hindernisparcours auf und wurden unbemerkt beobachtet. Mit unserer vermehrten Anwesenheit auf dem Hof hatten wir die Aufmerksamkeit eines anderen Hofbewohners auf uns gezogen. Auch während Joscha mit Pares einige Führübungen auf dem Hof machte, die nur leidlich klappen wollten, wurde sein Handeln neugierig verfolgt. Dass Pares heute wenig kooperativ war, frustrierte Joscha dermaßen, dass er frustriert den Führstrick auf den Boden warf. „Stopp, das geht gar nicht“, rief ich ungewohnt streng. „In dem Moment, wo du den Strick des Pferdes in der Hand hältst, hast du die Verantwortung für das Pferd. Ich vertraue dir mein Pferd an, welches mir sehr am Herzen liegt. Das solltest du nicht einfach ohne Vorwarnung wegwerfen. Du bringst damit mein Pferd in Gefahr!“ In der Zwischenzeit hatte ich den Strick aufgenommen. „Ich kann verstehen, dass du frustriert bist, aber einfach alles hinschmeißen ist keine Lösung! Wenn dir das Führen zu viel wird, frag mich um Hilfe!“ Das musste erst mal sacken.

Joscha blickte zu Boden und sein Blick fiel auch durch das Dielentor ins Innere unseres Hauses. Ich folgte seinem Blick. Neugierig verfolgte uns ein Paar Augen.

„Kann ich dir den Strick und damit die Verantwortung wiedergeben und wir suchen gemeinsam nach einer Lösung?" „Ok", willigte Joscha ein. Tatsächlich konnte Joscha jetzt seine Antennen ganz auf Pares einstellen, und mit meiner Unterstützung gelang es ihm über gesprochene Kommandos, aber auch über den Einsatz seiner Körpersprache, Pares dahingehend zu motivieren, die Führaufgaben gemeinsam zu lösen. Joschas Selbstvertrauen tat das ungemein gut. Ein körperlich stark überlegenes Tier ließ sich bereitwillig auf Joscha ein und das Finden von Lösungsstrategien tat sein Übriges, um Joschas Selbstwertgefühl zu stärken. Auf meine Frage hin, wie er sich jetzt fühle, fiel es ihm immer noch schwer, Worte zu finden, sein Gesicht hingegen zeigte einen nachdenklichen, jedoch zufriedenen Ausdruck.

„Wer ist das?", fragte er unvermittelt, und seine Augen trafen sich mit den braunen Augen hinter dem Fenster. Erstaunt stellte ich fest, wie leicht Joscha der lange Augenkontakt gelang. „Das ist Holly!", ich hätte nicht damit gerechnet, dass er weitere Fragen stellen würde. „Wohnt die auch hier?" „Ja, die wohnt bei uns!" Damit war das Thema erst mal erledigt. Als das Pony wieder auf der Wiese war und Joscha abgeholt wurde, zog Joscha jedoch seine Mutter zum Dielentor. „Mama, das ist Holly, die wohnt hier." „Oh, so ein hübscher, schwarzer Hund!", rief die Mama entzückt. „Darf Holly mal rauskommen?", fragte Joscha. „Ja, kann sie. Vielleicht ist sie aber etwas wild, weil sie jetzt schon länger nicht draußen war, wenn dich das nicht stört?" Joscha schüttelte den Kopf. Ich öffnete das Tor und gab Holly das Kommando „Platz", was sie aufgeregt, aber artig befolgte. Joscha kniete sich neben sie und streichelte ihren Kopf. Das war der Beginn einer bewegenden Freundschaft zwischen unserer aus dem Tierschutz stammenden Labrador-Hündin und einem autistischen Jungen.

KAPITEL 6

UND DANN KAM HOLLY

Es war wieder Pollenzeit und die Ponys haarten sich durch den Fellwechsel. Eine schwierige Zeit für Joscha und mich, aber lange nicht so schwer wie im vergangenen Jahr. Nichtsdestotrotz war Joscha oft unmotiviert und schlapp durch seine Allergiemedikamente. Die Arbeit mit den Pferden war mühsam, da Joscha sehr unangenehm auf die Haare der Pferde reagierte. Ich musste mir etwas einfallen lassen, um Joscha bei Laune zu halten. Also baute ich einige Tastspiele in die Einheiten mit ein. Diverse Putzutensilien landeten in einem Jutebeutel und mussten anhand des Tastsinnes bestimmt werden. Darin war Joscha richtig gut.

Zum nächsten Termin luden wir seinen Cousin ein und die beiden konnten sich aneinander messen. Normal ist Karl ihm oft voraus, aber hier konnte Joscha für sich punkten. Karl sollte durch Joscha auch unsere Holly kennenlernen. Er fragte mich, ob Holly rauskommen könnte, um Karl kennenzulernen. Ich fand die Idee super und Holly genoss es, von den Jungen so viel Aufmerksamkeit zu bekommen. In mir wuchs die Idee, Holly in den Therapieprozess gezielt miteinzubeziehen. Aber war das wirklich eine gute Idee? Schließlich bot ich Reittherapie an. Und die Kunden zahlten auch genau dafür. Allerdings würde ich von der Mutter wohl grünes Licht bekommen, wir hatten ja schon geklärt, dass Reiten nicht im Mittelpunkt stehen musste.

Beim nächsten Treffen kam Joscha sehr schüchtern auf den Hof und wirkte unsicher. Die Mama meinte, dass Joscha ein Anliegen an mich hätte, sie das zu Hause schon besprochen hätten, es aber ihr Wunsch sei, dass Joscha sich mit diesem Anliegen direkt an mich wenden würde. Für viele andere ein leichtes Unterfangen, für Joscha wohl wieder ein Gedankenpuzzle, das kreuz und quer durch seinen Kopf purzelte und ordentlich sortiert werden wollte, bevor es ausgesprochen seinen Mund verlassen würden. Die Mutter verabschiedete sich zu ihrem üblichen Spaziergang und Joscha und ich holten Pares von der Wiese. Der Junge war einsilbig und in sich gekehrt, und ich wusste ja auch nichts von seinen Gedanken. Wie schon erwähnt tat sich Joscha momentan wieder schwer. Ich machte mir so meine Gedanken. Würde Joscha mich wieder damit konfrontieren, dass es ihm zu mühsam war, die Therapie fortzusetzen? Den Gedanken schob ich rasch zur Seite. Joscha und ich hatten so viele kleine Meilensteine hinter uns, und ich war geneigt zu glauben, dass wir eine tragfähige Beziehung zueinander aufgebaut hatten. Nun ja, was bedrückte ihn dann? „Joscha, ich vermute, du brauchst Zeit, um deine Frage zu stellen. Ich habe Zeit“, signalisierte ich ihm. Ich machte die Routinearbeiten, um Pares für die Arbeit vorzubereiten, und versuchte, Joscha möglichst nicht zu stören. Sein Gesichtsausdruck war weiterhin verschlossen.

„Ich möchte was mit Holly machen“, murmelte er, ohne mich anzusehen. „Oh, das ist ja toll, die gleiche Idee hatte ich auch schon. Ich glaube auch, dass Holly das gefallen würde!“ Kurzer Blickkontakt und leichtes Lächeln. Bingo!!! Es könnte alles so einfach sein, war es manchmal auch!

Holly war zu dem Zeitpunkt schon 10 Jahre alt. Wir hatten sie zweijährig von „Retriever in Not“ adoptiert. Holly kam aus einer französischen Massenzucht. Als zu klein geraten und schwarz entsprach sie nicht der französischen Mode und landete mit neun Monaten in einem französischen Tierheim. Dieses nahm Kontakt zu „Retriever in Not – Deutschland“ auf, da in Deutschland schwarze Labradore eher zu vermitteln waren. Sie kam dann in eine Pflegefamilie, wo sie sich jedoch nicht mit den anderen Hunden arrangieren konnte. So landete sie wieder im Tierheim. Fast zweijährig kam sie dann in eine neue Pflegefamilie mit einem Labradorrüden, mit dem sie sich verstand. Kurze Zeit später haben wir sie dann übernommen. Leider hatte die Zeit in Frankreich ihre Spuren hinterlassen. Zwei fehlende Zähne und eine Narbe an Lippe und Kinn sowie ein sehr förderbedürftiges Sozialverhalten.

Nach anfänglichen Problemen, die wir dank einer guten Hundeschule schnell in den Griff bekommen hatten, wurde sie zu einem tollen Familienhund. Sie war sehr verspielt, hyperaktiv und leider oft sehr dominant, dabei aber nicht aggressiv. Sie konnte sich, wenn es darauf ankam, zurücknehmen und sehr verschmust und lieb sein.

So ganz nebenbei hatte sie mal einem Mädchen geholfen, welches schon zweimal von einem Hund gebissen worden war, ihre Angst vor Hunden, oder zumindest vor unserem, zu überwinden. Dieses Mädchen begleitete die Schwester mit der Mutter zum Reitkurs. Die Mutter wies mich auf das Trauma der Tochter bezüglich Hunden hin. Ich nahm darauf Rücksicht und band Holly, wenn sie auf dem Hof war, an. Das Mädchen hatte Holly also schon öfter gesehen und festgestellt, dass ihre Ängste ernst genommen wurden. Holly lag an diesem Tag angebunden am Stall, als wir das Pferd nach dem Reiten versorgten. Die Kinder setzten sich, wie nach jeder Stunde, kurz zu

Holly, die sich auf den Rücken drehte und sich den Bauch streicheln ließ. Das verängstigte Mädchen schaute nur zu. Da Holly angebunden war, hielt sich ihre Angst in Grenzen. Nun kam es so, dass eine andere Mutter ihr 11 Monate altes Kind mitbrachte. Während nun die Kinder wieder einmal neben Holly knieten und ihr ausgiebig den Bauch kraulten, krabbelte besagtes Kleinkind unbekümmert mit Schnuller im Mund zu Holly, um diese ebenfalls zu streicheln. Das alles beobachtete das ängstliche Mädchen und trat neugierig näher. Ich vermute, dass sie bei sich dachte: „Wenn selbst ein Baby keine Angst vor Holly hat, kann ich es bestimmt auch wagen.“ Und so kam es, dass dieses Mädchen ihre Angst überwand und Holly streichelte.

In den nächsten beiden Terminen kam Holly zum Einsatz und Holly machte ihre Sache richtig gut. Therapie-Einsätze waren ihr auch nicht gänzlich unbekannt, da sie in den Ferienprogrammen regelmäßig die Gruppentherapien begleitete. Normal ist Holly sehr temperamentvoll, manchmal sogar ungestüm. Damit die Therapie-Einheiten möglichst rund verliefen, hatte ich die Therapie so geplant, dass Holly vorher schon Gelegenheit bekam, sich auszupowern. Ich wusste, dass das wichtig sein würde, damit sie ausgeglichen mit Joscha interagieren konnte. Zur Begrüßung ging Joscha dann zum Dielentor, welches ich öffnete und Holly herausließ. Sie bekam von mir das Kommando, sich hinzulegen. So konnte Joscha Holly in Ruhe begrüßen. Holly lag geduldig auf der Seite, alle viere von sich gestreckt, wobei ihr Schwanz freundlich wedelnd auf den Boden klopfte. Joscha streichelte auf seine ganz besondere Art ihren Kopf. Er überspannte seine Handflächen und berührte Holly nur mit den Handballen. Vermutlich um möglichst wenig von Hollys Fell anzufassen. So streichelte er ihren Kopf. Holly, menschenbezogen und auf mehr Körperkontakt aus, schmiegte ihren Kopf deutlich in Joschas Hand. Das quittierte er mit einem Lächeln und stellte fest: „Holly ist soooooo süüüüß!“, und er betonte das genauso, wie es hier steht. Für Autisten ungewöhnlich, denn eigentlich ist ihre Stimme ehr monoton. Wieder schaute er ihr tief in die Augen: „Holly hat sooooo schööööne Augen, niedlich!“ Ich freute mich insgeheim, was Holly in Joscha auslöste. Er fand Eigenschaftswörter, die Emotionen preisgaben! An diesen beiden Terminen ließen wir Pferde Pferde sein und machten mit Holly kleine Ausflüge in die Natur. Bevor wir das taten, bekam Joscha jedoch grundlegende Einweisungen in den verantwortungsvollen Umgang mit Hunden. Auch hier stellte ich unmissverständlich klar, wer die Leine von Holly in der Hand hielt, trug auch die Verantwortung. Wegschmeißen galt nicht! Holly stand aber auch ohne Leine gut im Kommando. Sie beherrschte alles, was ein Therapiebegleithund können sollte, und noch ein bisschen mehr. Typisch Labrador apportierte sie alles, was sich apportieren ließ. Was sich apportieren ließ, darüber hatten Holly und ich manchmal unterschiedliche Meinungen. Am Kanal versuchte sie mitunter, halbe Bäume zu apportieren, die deutlich zu groß und zu schwer für sie waren. Sie liebte es einfach, zu apportieren, und legte uns die Dinge vor die Füße, damit wir sie für sie wieder wegwerfen konnten. Für Holly könnte das eine never ending story sein. Ich glaube ja, dass Holly schon mit der Nabelschnur im Maul geboren wurde, um diese in die Welt zu apportieren!

Besonders toll fand Holly es, Stöcke aus dem Haustenbach zu apportieren, denn wieder typisch für Labradore schwamm Holly für ihr Leben gern. Joscha fand das faszinierend. Aber nur so lange, bis Holly ihm den nassen Stock vor die Füße legte und sich kräftig schüttelte. Da hatten wir dann erst mal wieder ein typisches Autisten-Problem. Erst der nasse Stock, der seine Hose berührt hatte, und dann eine von Holly erzeugte Wasser-Explosion, als diese sich direkt vor Joscha schüttelte. Gejaule und Geheul – aber von Joschas Seite! Ich rief Holly zu mir und ließ Joscha Zeit, diese Reizüberflutung zu verdauen. Das dauerte, aber siehe da – Joscha verzieh Holly schnell. Joscha und ich machten einen Deal. Er schmiss die Stöcke ins Wasser, ich rief „Apport“ und Holly legte mir ihre Beute vor die Füße. Schwierig wurde es dann noch mal auf dem Rückweg. Hatte Joscha auf dem Hinweg noch stolz Holly an seiner Seite angeleint „Fuß“ gehen lassen, war ihm jetzt das Risiko zu groß, dass die nasse Holly sein Hosenbein berühren und dadurch durchnässen könnte. Ich ging auf Joschas Bedürfnisse ein. Er äußerte sie auch nicht wirklich, aber ich kannte ihn inzwischen so gut, dass ich wusste, was ihm höchst unangenehm war. Joscha war erleichtert und dankbar, dass ich Holly übernahm. Auf dem Weg nach Hause reihte er einige Sätze aneinander. „Du bist eine Straße, du bist ein Baum, du bist eine Blume, du bist ein Haus, du bist eine Sonne, du bist ein Stein, du bist ein Auto, du bist ein Weg …“ Von seiner Mutter wusste ich, dass das seine ganz besondere Art war, seinen Mitmenschen zu sagen, wie wichtig sie für ihn waren.

Wie wichtig ihm Holly war, zeigte er in der nächsten Stunde. Joscha liebte es, mit Holly an der Leine zu laufen. Aber auch ohne Leine machten sie Wettrennen auf der Straße. Manchmal ließen wir Holly aber auch ihr eigenes Ding machen, dann konnte sie schnüffeln, stöbern und die Dinge tun, die Hunde eben gerne tun. Holly machte genau das, während Joscha und ich ein wenig über seinen Schulalltag gesprochen hatten und nun unseren Gedanken nachhingen. Von hinten hörten wir, dass sich ein Auto näherte. „Komm hierher Holly!“, rief Joscha mit Sorge. „Da kommt ein Auto!“ Holly unterbrach ihr Hundeding und lief zu Joscha. Erwartungsvoll sah sie ihn an. „Mach Sitz!“, brav befolgte Holly das Kommando. Um die Leine anzulegen, war es schon zu spät. Joscha überwand sich, Holly am Halsband anzufassen, eigentlich zu viel Nähe für ihn, aber Sicherheit für Holly ging vor. So passierte das Auto uns, und als dieses vorbei war, ließ Joscha wieder los und verabschiedete Holly mit den Worten: „Braver Hund!“ Erst dann sah er sich leicht angeekelt seine nasse Hand an. Ich hatte auch aus Erfahrungen gelernt. Bewegte sich Joscha in der

Natur, sollte man immer eine ganze Packung Taschentücher dabeihaben. Bevor die nasse Hand zu einem echten Problem werden konnte, reichte ich ihm ein Taschentuch.

„Joscha, das hast du richtig, richtig toll gemacht! Du hast mega-gut auf Holly aufgepasst! Ich bin wahnsinnig stolz auf Dich!"

SCHLIMMER GEHT IMMER

Die Zeit rannte. Schon waren wieder Sommerferien und somit sechs Wochen Pause. Danach würde Joscha in eine neue Schule wechseln. Er würde eine Förderschule mit dem Schwerpunkt Lernen besuchen, die auch eine längere Busfahrt erforderlich machte.

Schon vor unserem ersten Treffen rief mich seine Mutter an und berichtete besorgt, dass Joscha große Startschwierigkeiten in der Schule hätte. Die Probleme seien so schlimm und er so überfordert, dass er auch zu mir nicht kommen wolle. Er würde sich zu Hause in sein Zimmer zurückziehen und in stumpfes Schweigen verfallen. Daher sagte die Mutter die erste Therapiestunde ab. Wenige Tage später rief sie wieder an. Sie machte sich große Sorgen. Joscha war auch ihr gegenüber sehr verschlossen. Um überhaupt etwas in Erfahrung bringen zu können, nahm sie Kontakt zur Schule auf.

Nun sind die Klassen in einer Förderschule sehr klein, gerade mal acht Kinder. Joscha war vorher in eine Grundschule mit mehr als zwanzig Kindern gegangen und von einer Integrations-Kraft unterstützt worden. Diese begleitete ihn nicht auf die neue Schule. Für die neue Schule hatte er noch keine I-Kraft. Man hatte wohl im Vorfeld beschlossen, erst mal abzuwarten, ob das bei der kleinen Klassengröße noch nötig wäre.

Ein Anruf in der Schule schürte die Ängste der Mutter noch mehr. Joscha versteckte sich während des Unterrichtes unter dem Tisch und verweigerte jegliche Kontaktaufnahme. Sollte er zur Pause auf den Schulhof gehen, schrie er aus Leibeskräften. Leider wurde er wohl trotzdem dazu genötigt. Die Mutter war sehr verzweifelt und bat die Schulleitung darum, dass Joscha möglichst schnell eine I-Kraft bekommen würde, die sich im besten Fall mit autistischen Kindern auskannte. Ich redete der Mutter gut zu, dass sie ihr Möglichstes tat, um ihrem Kind zu helfen, und sie die richtigen Schritte ging. Ich selber war auch recht bestürzt über diese Entwicklung und bot der Mutter an, eng mit mir in Kontakt zu bleiben. Sie dürfte mich regelmäßig kontaktieren, wenn ihr etwas auf der Seele brennen würde oder sie Unterstützung bräuchte. Zum nächsten Termin würde Joscha kommen, auch wenn es Joscha aufgrund seiner überfordernden Situation schwerfallen sollte. Frau B. hoffte im besten Fall darauf, dass sich Joscha mir gegenüber vielleicht öffnen würde, zumindest aber versprach sie sich Ablenkung und ein Gefühl der Sicherheit und Geborgenheit durch meine Tiere und mich für ihren Sohn.

Die folgende Stunde wurde erwartungsgemäß sehr schwierig. Schon bei der Begrüßung machte Joscha einen abwesenden Eindruck auf mich. Holly konnte ihn nur kurzfristig etwas aus seiner Isolation herausholen. Die Leine wollte er heute beim Spaziergang mit Holly nicht übernehmen.

Ich teilte ihm mit, dass ich mehrere Gespräche mit seiner Mutter geführt hätte und um seinen Kummer wüsste. Ich teilte ihm auch mit, dass ich verstehen könnte, dass er die Verantwortung für Holly heute nicht übernehmen wolle. „Ich möchte dir die Zeit bei mir so angenehm wie möglich machen, dass du hier etwas Ruhe findest und dich sicher fühlen kannst. Wenn du mit mir über die Schule reden möchtest, freue ich mich, wenn nicht, ist das aber auch in Ordnung.“ Joscha hüllte sich in Schweigen. „Wenn du aber Hilfe erwartest, damit deine Probleme in der Schule weniger werden, musst du dich jemandem anvertrauen. Du kannst deine Sorgen auch aufschreiben oder mit jemandem sprechen. Am besten mit deiner Mama. Aber auch mit mir darfst du sprechen. Ich möchte es dir noch mal deutlich sagen, wer spricht, dem kann geholfen werden.“ Mit dem Blick Richtung Boden lief Joscha mit hängenden Schultern neben mir her. Selbst Holly lief jetzt unmotiviert neben uns her und ließ ihre Ohren hängen. Völlig untypisch für sie. Holly teilte wohl die bedrückte Stimmung mit uns. Wieder auf dem Hof angekommen, kuschelte er sich an seine Mutter. „Ich habe auch mit Frau Rose über alles gesprochen. Auch, dass Joscha letzte Woche nicht zur Reittherapie wollte. Sie ist mit mir der gleichen Meinung, dass Joscha auf jeden Fall weitermachen soll!“, erzählte die Mutter. „Ich finde das auch ganz wichtig und ich möchte gerade jetzt, wo es dir nicht gut geht, mit meinen Tieren für dich da sein, Joscha!“ Joscha hob den Blick, schaute seine Mama an und diese nickte ihm aufmunternd zu. Joscha kam zu mir und nahm mich spontan in den Arm. Das kam für mich ganz unerwartet und ich freute mich wie die Gewinnerin bei einem Preisausschreiben. Joscha gab mir das Gefühl, dass meine Worte ihn erreicht hätten, auch wenn er selber kein Wort mit mir gesprochen hatte. Ich hoffte aber für ihn, dass er bald Worte finden würde, um auszudrücken, was ihn quälte.

Unerwartet gut gelaunt kam Joscha zum nächsten Termin. Gemeinsam brachten wir Sternchen, der seine Arbeit für heute beenden sollte, zur Wiese. Joscha wünschte sich einen Spaziergang mit Holly. Auffällig war, dass er mir die Leine überreichte und mich bat, Holly zu übernehmen, wenn ein Auto kam. Zu viel Verantwortung? Ich akzeptierte das und erwähnte lobend, wie toll ich es fände, dass er sich sprachlich Hilfe einforderte. Joscha sparte dieses Mal nicht mit Worten: „Holly ist süß! Sie hat niedliche Augen. Glänzendes Fell.“ Vorsichtig streichelte er ihr ab und an über den Kopf. So viel Eigeninitiative! Dann wechselte er plötzlich das Thema: „Meine Kaninchen sind gestorben! Die waren auch niedlich! Jetzt bin ich traurig!“ „Oh nein. Das finde ich auch traurig. Du hast deine Kaninchen so gerne gehabt. Wie schade. Wie ist das denn passiert?“ Darauf bekam ich leider keine Antwort.

Als wir am Hof ankamen, berichtete ich der Mutter, was mir Joscha erzählt hatte, und auch, was er mir nicht erzählt hatte.

„Das ist auch schwierig zu erzählen. Wir haben ja einen Auslauf für die Kaninchen im Garten gebaut. Ab und zu lassen wir sie dort unbeobachtet einige Zeit Gras fressen und spielen. Dabei ist nie etwas passiert. Es war auch meistens nicht lange. Als wir wieder nach unten kamen, lag ein Kaninchen tot im Gras, das andere lag wie im Schock daneben. Wir konnten uns das nicht erklären und sind mit beiden Kaninchen zum Tierarzt gefahren. Joscha und ich waren auf dem Weg zum Tierarzt schon sehr traurig und mussten beide weinen.“ Voller Mitgefühl sah ich Joscha an. Er stand an seine Mama geschmiegt, während diese erzählte, und schaute auf den Boden.

„Die Tierärztin bestätigte den Tod von Hops und untersuchte dann Speedy. Es hatte tiefe, sehr dünne Löcher im Nackenfell und eine blutende Wunde im Nacken. Die Tierärztin erklärte uns, dass diese wohl von einem Greifvogel stammten. Die Panik, die Hops verspürte, habe vermutlich zum Herzstillstand geführt und Speedy stehe unter Schock. Solche Verletzungen durch Wildtiere würden oft zu komplizierten Entzündungen führen. Die Ärztin gab uns Medikamente mit und so fuhren wir nach Hause. Das Kaninchen hat die Nacht nicht überlebt. Für Joscha war das ganz schlimm und auch ich musste viel weinen“, schloss Frau B. die Erzählung. „Oh mein Gott, das war ja richtig dramatisch! Seine Tiere so zu verlieren ist schon hart!“ Ich kniete mich auf die Erde und suchte Joschas Blick. Als der mich traf, sagte ich: „Danke, dass du mit das erzählt hast.“ Joscha kramte in seiner Tasche und reichte mir eine ausländische Münze. „Die schenke ich dir.“ „Oh, danke, wie nett von dir!“

Beim nächsten Treffen war Joscha weniger gesprächig. Über die Schule reden? Da war dann sofort Sendeschluss! Dann nahm er doch lieber die Leine in die Hand und machte mit Holly ein Wettrennen. Wieder zu Hause brachten wir Holly wie jedes Mal zurück ins Haus und Joscha verabschiedete sich von ihr. Aber vorher zeigte ich Joscha noch, wo sein Geschenk an mich zu finden war. Wir haben unsere ausländische Währung aus dem Urlaub mit Magneten an einer Heizung in der Diele hängen und genau dort hatte die Münze ihren Ehrenplatz gefunden. Danach überreichte ich ihm eine britische Penny-Münze als Geschenk für ihn. In diesem kleinen Tauschhandel, von Joscha initiiert, sah ich die Festigung unserer Beziehung zueinander. Diese kleinen Gesten waren der Motor, der die Leidenschaft für meine Arbeit antrieb.

Wieder erreichte mich ein Anruf der Mutter. Joscha hatte seit mehreren Tagen eine Integrations-Kraft. Aber anstatt die gewünschte Entlastung zu bringen, war die Beziehung der beiden in wenigen Tagen dermaßen eskaliert, dass Joscha seine I-Kraft geschlagen hatte. Bei der I-Kraft handelte es sich um eine Frau um die 40 Jahre mit Namen Witt. Frau B. wurde zu einem Gespräch mit der Lehrerin und Frau Witt gebeten. „Ich habe mich direkt wie auf einer Anklagebank gefühlt! Von der Lehrerin und der Integrations-Kraft hagelte es Vorwürfe: unangemessenes Verhalten, aggressiv, in der Gruppe asozial, nicht tragbar usw." Frau Witt erwartete eine Entschuldigung von Joscha. So weit, so schlecht. Ich störte mich schon beim Anhören der Anschuldigungen. Unangemessenes Verhalten? „Ja, was erwarten diese Leute denn von einem Kind mit Autismus, wie es sich bei einem Schulwechsel, in völlig fremder Umgebung und mit neuen Menschen verhält? Etwa angemessen??", ereiferte ich mich nach dem Bericht der Mutter. „Von einer Förderschule hätte ich mehr Verständnis für Joscha erwartet und von einer Integrations-Kraft erst recht!", schnaubte ich. „Hat denn keine der beiden mal gefragt, warum sich Joscha so verhält?" „Nein", kam es schlicht von der Mutter. „Ich sagte, dass es mir furchtbar leidtäte, dass Joscha Frau Witt geschlagen hätte. Aber dass ich mich auch fragen würde, warum es so gekommen sei." „Gute und berechtigte Frage!", bestätigte ich der Mutter. Eine Antwort bekam sie nicht. „Schade, dass die Schule niemanden gefunden hat, der sich mit Autismus auskennt", bedauerte ich. „Hat sie ja. Frau Witt hat lange Zeit mit einem autistischen jungen Mann gearbeitet, wurde mir gesagt." Mir fiel die Kinnlade Richtung Knie und so verweilte ich einige Augenblicke. „Das glaub ich ja jetzt nicht …" „Ja, ist mir auch schleierhaft! Sie müsste doch wissen, dass man aus einem Autisten keine Entschuldigung auf Knopfdruck herauspressen kann." „Ja genau!", gab ich der Mutter recht. „Ich bin echt fassungslos", teilte ich der Mutter mit. „Normalerweise rede ich nicht so schonungslos über Kollegen oder Menschen, die mit meinen Klienten zu tun haben, aber so viel Inkompetenz, wie Sie es beschreiben, macht mich echt wütend. Kann sich Frau Witt bitte mal mit den Schwierigkeiten autistischer Menschen auseinandersetzen und versuchen sich einzufühlen, wenn ein Kind derartige Probleme hat? Ich bin echt sauer!" Das alles bekam Joscha natürlich mit. Ein wenig war ich über mich selber irritiert, denn eigentlich sollte man in Gegenwart des Kindes nicht so über die Lehrer und Frau Witt sprechen. Ich wandte mich diesbezüglich noch mal an Joscha. „Oh Mann, Joscha, jetzt habe ich aber mächtig über die Lehrer geschimpft, eigentlich sollte ich das nicht machen. Bestimmt hast du Fehler gemacht, aber die auch. Und die sind erwachsen und sollten sich Mühe geben, dich zu verstehen. Bitte versuch doch, zu Hause deiner Mutter zu erklären, warum du dich im Unterricht unter den Tischen versteckst, warum du nicht in die Pausen willst und warum du Frau Witt geschlagen hast."

Eine weitere Woche verging. Joscha schwieg sich in der nächsten Therapie-Einheit aus. Immerhin konnte Holly ihn zu kleinen Wettrennen animieren, ein kleiner Lichtblick für Joscha, und sogar ein Lächeln konnte sie ihm entlocken. Zu Hause öffnete er sich der Mutter nicht. Eine harte Zeit für die beiden. Er verbarrikadierte sich in seinem Zimmer, vermisste seine Kaninchen, klagte über Bauchschmerzen und wollte nicht in die Schule. Ein Anruf der Mutter bei der Schule ergab, dass Joscha sich weiterhin weigerte, am Schulalltag teilzunehmen.

Mitte der nächsten Woche dann eine erlösende Nachricht. Die Mutter rief an und berichtete: „Joscha hat gestern Abend endlich erklärt, warum er so sauer war, dass er Frau Witt geschlagen hat. Weil sich Joscha immer unter dem Tisch versteckt, wurde ihm von Frau Witt als Konsequenz untersagt, mit zum Musikunterricht zu gehen. Musik findet Joscha aber total toll. Er macht da zwar auch nicht richtig mit, versteckt sich da aber nicht unter dem Tisch, sondern hört zu. Er dreht sich nicht weg oder so. Dass Frau Witt ihm das nehmen wollte, hat ihn so hilflos gemacht, dass er sich nicht anders zu helfen wusste, als sie zu schlagen!“ „Ahhh, nachvollziehbar“, entgegnete ich nachdenklich. „Und wie ging es weiter?“, hakte ich nach. „Ich sagte Joscha, dass ich seine Wut und Hilflosigkeit verstehen könnte, und hab ihn erst mal in den Arm genommen. Aber Schlagen ginge einfach nicht, da müsse er in Zukunft eine andere Lösung finden. Auch wenn es ihm schwerfiele, müsste er mit Frau Witt darüber reden, was er möchte. Ungeschickt fände sie Frau Witt aber auch, sagte sie dann ihrem Sohn. In ihrem Beruf müsste sie wissen, wie sie ihm helfen könne, ohne ihn so in die Enge zu treiben, „und genau das werde ich ihr auch sagen.“ „Wie wollen Sie denn jetzt weiter vorgehen?“, frage ich die Mutter. „Ich glaube, ich sollte einen Gesprächstermin mit der Klassenlehrerin und Frau Witt vereinbaren.“ „Das finde ich eine gute Idee“, bestätigte ich Frau B. „Ich finde es ja schon sehr fragwürdig, dass eine Integrations-Kraft, deren Hauptaufgabe es ist, Joscha in eine Gruppe zu integrieren, als erstes Mittel der Wahl den Ausschluss dieses Kindes von einer Gruppenaktivität veranlasst“, teilte ich der Mutter meine Gedanken dazu mit. Frau B. wollte sich umgehend nach dem Gespräch bei mir melden. Wenige Tage später kam der von mir mit Ungeduld erwartete Anruf.

„Wie war die Reaktion in der Schule?“, fragte ich. „Also, das war ganz gut. Ich bat um ein Gespräch mit der Lehrerin und Frau Witt und wollte auch, dass Joscha dabei ist. Ich legte Joschas Schilderungen dar und wies darauf hin, dass auf beiden Seiten Fehler gemacht worden wären. Auch Ihre Gedanken aus unserem letzten Gespräch wegen der Ausgrenzung von einer Gruppenaktivität habe ich eingebracht. Joscha sähe seine Fehler ein und wolle sich auch entschuldigen. Er wisse aber nicht so richtig, wie er das machen solle. Worte zu finden, fiele ihm schwer. Frau Witt ergriff daraufhin die Initiative und sagte zu Joscha, auch sie hätte einen Fehler gemacht und wolle sich entschuldigen. Die beiden gaben sich daraufhin die Hand.“

„Wow, das haben Sie aber gut hinbekommen. Ich bin erleichtert, das zu hören.“

Holly hatte sich mit der Zeit schon angewöhnt, aufgeregt und voller Vorfreude vor dem Dielentor hin und her zu rennen und auch lautstark zu bellen, sobald sie das Auto, dem Joscha entsteigen sollte, auch nur hörte. Stieg Joscha dann aus, gab es kein Halten mehr. Holly zeigte Joscha so, wie sehr sie die Zeit mit ihm liebte. Joscha und sie hatten auch ihr eigenes Ritual entwickelt, welches ich mitunter zu wild fand, aber die beiden hatten ihren Spaß. Wenn Joscha das Dielentor aufmachte, explodierte Holly förmlich vor Freude, und die beiden starteten direkt ein wildes Wettrennen. Beide hüpften und sprangen wild über den Hof. In meinen Augen für einen Therapiebegleithund zu wild, aber was zählte meine Meinung schon in diesem Moment? Da das für die beiden gut funktionierte, beließ ich es dabei. In der nächsten Einheit half mir Joscha, nach besagtem Begrüßungsritual den Futterplatz der Pferde zu säubern, bevor wir uns mit Holly zu einem Spaziergang aufmachten. Ich regte das Thema Schule an und Joscha begann zu erzählen. Ganz ehrlich? Mein Herz hüpfte vor Freude und ich empfand es als Ehre, dass er sich mir mitteilte. „Die Schule ist so anstrengend.“ „Was genau ist denn anstrengend? Ich habe immer gedacht, dass eine kleine Klasse mit nur acht Kindern nicht so anstrengend ist, wie früher deine Grundschulzeit." Darüber musste Joscha erst mal nachdenken. Nach einiger Zeit erklärte er: „Die neuen Regeln einhalten ist schwer. Die neuen Kinder kennenlernen ist schwer." „Das glaube ich dir. Welche Regeln fallen dir denn besonders schwer?" „Ich muss auf den Pausenhof, weil alle das so machen. Ich will aber lieber alleine in der Klasse bleiben." Ich fand das nicht verwunderlich für einen Autisten. „Und das geht nicht?" „Nein, Mama hat das auch mal gefragt, aber die Lehrerin und Frau Witt wollen das so." „Unter dem Tisch ist es ruhig, das soll ich aber auch nicht, weil ich dann nicht richtig mitlernen kann." „Ein bisschen stimmt das ja auch", gab ich zu bedenken. "Ich kann mir aber vorstellen, wie anstrengend das alles für dich ist. Und wenn du dich oft überfordert fühlst, macht das wütend." Joscha blickte mich kurz an und nickte dann. „Manchmal sitze ich jetzt auch neben Frau Witt auf dem Stuhl, aber nicht lange", ergänzte er noch. „Na, das sind doch schon Fortschritte!", pushte ich seine Bemühungen.

Beim Wiedersehen in der nächsten Woche knüpfte ich an unser Gespräch an. „Wenn du jetzt öfter auf dem Stuhl sitzt im Unterricht, bekommst du ja wirklich mehr mit. Welches Fach gefällt dir denn am besten?", fragte ich. „Erdkunde und Biologie", kullerten die Worte spontan aus seinem Mund. An diesem Tag erfuhr ich, dass Joscha sich für Umweltschutz interessierte. Er interessierte sich für Müll, Mülltrennung und Müllvermeidung. Durch den Unterricht angeregt, sammelte er Infos im Internet und berichtete, dass es einen Versuch gegeben hätte, einen Straßenbelag aus recycelten Materialien herzustellen. Interessiert hörte ich zu und freute mich über Joschas Redefluss.

Von der Mutter erfuhr ich, dass sich die Lage zwar entspannt hätte, Joscha aber immer noch unwillig zur Schule ginge. So ging wieder ein Jahr zu Ende.

Über die Winterpause blieben Frau B. und ich telefonisch in Kontakt. Schule blieb für Joscha weiterhin ein schwieriges Thema. Frau Witt und Joscha hatten es weiterhin schwer, in einen positiven Kontakt zu treten. „Die versteht mich nicht“, teilte er sich seiner Mutter mit. „Die Pausen sind schlimm.“ Was so schlimm war, konnte er seiner Mutter gegenüber nicht in Worte fassen.

Anfang März 2020 sahen wir uns wieder und wir hatten einen denkbar schlechten Start. Bevor Joscha kam, beendete ein anderes Kind seine Therapie mit Pares. Ich hatte mir spontan gedacht, dass es vielleicht schön wäre, wenn Joscha mit mir gemeinsam Pares begrüßen würde, um ihn dann zur Weide zu bringen. Geplant war das so nicht. Das andere Kind und dessen Eltern verabschiedeten sich und auch Joschas Mama machte sich auf den Weg. War die Begrüßung zwischen Joscha und mir noch ganz ok gewesen, drehte sich die Stimmung von Joscha schlagartig. Hinter dem Dielentor kläffte Holly ganz ungeduldig, denn sie hatte Joscha erkannt. „Ich will sofort was mit Holly machen, nichts mit Pares.“ „Bitte bring doch erst mit mir Pares weg und direkt danach lassen wir Holly raus“, bat ich. „Nein!“, kam es laut und deutlich. „Ich kann dich aber jetzt nicht alleine hierlassen, dann verletzte ich meine Aufsichtspflicht. Ich darf dich hier nicht allein lassen.“ „Ich will nicht!“ Holly tobte hinter dem Dielentor, bellte laut und wollte unbedingt zu Joscha. In Gedanken schlug ich mir selber vor die Stirn. „Blöde Idee war das mit Pares! Ganz blöde Idee! Hätte ich mir auch denken können, dass Holly sich vor Freude überschlägt, Joscha wiederzusehen und umgekehrt“, dachte ich. An Joscha gerichtet sagte ich: „Bitte hilf mir eben Pares rüberzubringen!“ „Neeeeiiiinnnnnn!“, schrie Joscha laut und ausdauernd. Er setzte sich auf die Bank neben dem Dielentor und heulte mit Holly um die Wette. Ich war gerade echt überfordert und auf mich selber sauer. Warum hatte ich mich nicht an meine Planung gehalten? Klar kann ein situativer Ansatz Vorteile haben, aber sich hier situativ zu entscheiden und trotz Plan planlos zu handeln, war sehr ungeschickt von mir. Joscha wurde richtig wütend und schrie aus Leibeskräften. Überrascht von der Intensität und Lautstärke versuchte ich, Distanz zwischen uns zu gewinnen. „Ich gehe mit Pares auf den Rasen zum Grasen. Wenn du dich beruhigt hast, bringen wir ihn weg und lassen Holly raus!", sagte ich und ging mit einem unguten Gefühl 20 Meter weiter auf den Rasen. Von dort beobachtete ich Joscha, der schreiend auf der Bank saß und sich mit den Händen krampfhaft an der Sitzfläche festkrallte. Ich selber war auch sehr angespannt, versuchte mich aber ruhig und gelassen zu geben. Ich nahm mir vor, nichts zu sagen und Joschas Gehabe zu ignorieren, soweit das ging. Ich schaute auf die Uhr, dann wieder auf den Rasen, wo Pares neben mir seelenruhig sein Gras verspeiste. Mein Ruhepol! Von Joscha unbemerkt konnte ich ihn beobachten. Er war sichtlich wütend und schaute weit an mir vorbei. Fasziniert beobachtete ich die Gefühlspalette, die Joschas Gesicht zeichnete. Manchmal hatte ich das Gefühl, dass er bewusst ein wütendes Gesicht übte. Dann ein trauriges, begleitet von Wimmern, dann wieder wütend und sogar zornig. Zwischen den Wechseln der Gefühlsausdrücke wendete er seinen Blick, der während des Schreiens in die Ferne gerichtet war, nach innen. Das Ganze untermalt mit – ich kann es nicht anders sagen – stimmungsdeckendem Geschrei. Trotz aller Faszination, wie viel Gefühl Joscha zum Ausdruck brachte, fühlte ich mich äußerst unwohl. Dann plötzlich Ruhe. 10 Minuten waren vergangen! Ein lang gezogenes Schniefen, einmal mit dem Ärmel unter der Nase her wischen, ein Blick in unsere Richtung, dann stand er auf, kam zu uns herüber und sagte: „Bin jetzt so weit. Können Pares rüberbringen." „Danke, Joscha", sagte ich und gestand Joscha mein Zwiegespräch, welches ich mit mir selber geführt hatte. Ich gab zu, dass meine Idee dumm gewesen war und dass es mir leidtäte. So schnell wie die Wut gekommen war, so schnell war sie verraucht. „Ok", meinte er einfach, und zu meiner Erleichterung war es das auch.

Wir holten Holly und die beiden konnten endlich ihr Begrüßungsritual ausleben. Der anschließende Spaziergang war toll. Friede, Freude, Hundekuchen!

Joscha begrüßte mich beim nächsten Treffen spontan, ohne Erinnerung durch die Mutter, und strebte dann direkt auf das Dielentor zu, hinter dem Holly schon ungeduldig auf Joscha wartete. Es folgte das übliche Tänzchen. Beim Spaziergang übernahm Joscha oft die Leine. Er achtete gut auf Holly und Holly achtete gut auf ihn. Es war ein harmonisches Miteinander. Wir redeten kurz über die Schule und fachsimpelten dann über Müll und Müllvermeidung – Joschas neues Steckenpferd. Wir übten uns in Smalltalk, etwas, womit viele Autisten so ihre Probleme haben. „Und? Gibt's sonst noch was Neues?", fragte ich, um den Redefluss in Gang zu halten. „Ich habe zwei neue Kaninchen." „Das ist ja super!", rief ich begeistert. „Wie heißen die beiden?" „Flips und Dalli. Die sind sehr niedlich. Genau wie Hops und Speedy. Aber die sehen ganz anders aus." So redeten wir noch eine Weile. Ich war froh, dass Frau B. und Joscha sich für neue Tiere im Haushalt entschieden hatten. Joscha taten Tiere einfach gut.

Die nächsten vier Termine liefen erfreulich unspektakulär ab. Joscha profitierte von der Routine und von Hollys bezauberndem Wesen. Fröhlich und ausgelassen spielten die beiden miteinander, und es war ein Vergnügen für mich, mitzuerleben, wie fürsorglich er auf Hollys Sicherheit achtete, wenn ein Auto kam oder andere Verkehrsteilnehmer unseren Weg kreuzten. Ein Fortschritt war auch, dass er mich um Hilfe bat, wenn Holly mal nicht sofort auf ihn hörte oder er nicht schnell genug handeln konnte. Auch kamen wir immer leichter ins Gespräch.

Es war aber auch die Zeit, als die erste Coronawelle die Schulen lahmlegte. Joscha verbrachte wie alle Kinder die Zeit zu Hause. Mit dem Onlineunterricht kam er gut klar. Joscha war wohl eines der wenigen Kinder, die den Lockdown richtig gut fanden. Frau B. berichtete, dass Joscha zu Hause deutlich entspannter war und trotz Onlineunterricht – oder gerade wegen? – gute Lernfortschritte machte!

Beim nächsten Termin war die Mutter verhindert und Joscha wurde von seiner Tante nebst Cousin Karl begleitet. Wir machten uns alle gemeinsam auf den Weg. Klar, das Joscha seine Führungsrolle mit Holly genoss. Zwischen Joscha und mir entwickelte sich ein Gespräch, in dessen Verlauf Joscha behauptete, erst acht Jahre alt zu sein. „Joscha lügt, der ist schon 12 Jahre. Der lügt ganz oft", verkündete Karl. Joscha und ich mussten diese schroffe Anschuldigung erst mal verdauen. Ich sortierte meine Gedanken und entgegnete: „Ich denke nicht, dass Joscha wirklich lügt, wenn er das sagt. Ich glaube eher, dass Joscha sich fühlt, als wäre er noch acht." Ich vermutete auch, dass Joscha Angst davor hatte, älter zu werden, das behielt ich aber für mich. Joscha indes sah mich verwundert an und nickte mir dann zu. Ich nahm das als Signal, dass Joscha sich verstanden fühlte. Im weiteren Verlauf des Spaziergangs näherte sich Joscha mir des Öfteren in einer Art Krabben-Gang, also mit Seitwärtsschritten. Zunächst war ich irritiert, als sich dann zweimal unsere Schultern berührten, griff bei mir ein Denkrädchen ins andere. Joscha suchte meine Nähe! In unseren Augen vielleicht ungeschickt und kompliziert. Ich freute mich aber sehr und bot ihm bereitwillig meine Schulter an. Ich nahm mir aber vor, in einer ruhigen Minute ohne Zuhörer mit ihm angemessenere Möglichkeiten zu erörtern, um Missverständnissen nicht Tür und Tor zu öffnen.

Jetzt, wo ich das so schreibe, denke ich wieder einmal darüber nach, wie schnell Autisten missverständen werden können. Leicht hätte jeder andere, der Joscha nicht so gut kannte wie ich, diese Geste als Anrempeln, also als Angriff auf sich halten können und dementsprechend abweisend reagiert. Leider liegt es auch in der Natur der Menschheit, dass man gerne angreift, was man nicht versteht. Wie frustrierend muss es sein, endlich mal Gefühle zu zeigen, sich zu trauen und dann schroff zurückgewiesen zu werden? Wie überfordert und hilflos müssen sich autistische Kinder fühlen, wenn sie neue Menschen kennenlernen? Und wie beängstigend, kräftezehrend und nervlich belastend muss ein Schulwechsel sein! Es ist für jeden Menschen eine Herausforderung, sich an eine neue Umgebung zu gewöhnen, wirft man Autisten in ein neues Umfeld, muss die Auseinandersetzung damit ein Kraftakt von überdimensionalen Ausmaßen sein, den wir kaum begreifen können. Wie viel Mut Joscha wohl jeden Morgen aufbringen musste und muss, um zur Schule zu gehen?

Nach einer für Joscha deutlich unbeschwerten Schulzeit durch den Onlineunterricht, begleitet von schulischen Erfolgen, ging nach einigen Wochen die Schule wieder los. Joscha kam zu mir und verströmte eine Aura aus Niedergeschlagenheit. Nicht nur für einen Autisten wäre seine Körperhaltung deutlich gewesen. Hängende Schultern, Blick auf den Boden, kraftlos, erschöpft. Traurig und besorgt nahm ich das zur Kenntnis. Hollys stürmischer Begrüßung ging er aus dem Weg. Holly reagierte irritiert und blickte mich verunsichert an. Ich streichelte sie und gab ihr das Kommando, sich hinzulegen. Das gab Joscha die Möglichkeit, in Ruhe Kontakt zu Holly aufzunehmen. Das tat beiden gut. Von da an beschäftigte er sich gut mit Holly – Fragen meinerseits wurden durch ihn nicht beantwortet. Zum Ende der Stunde lief Joscha zum Auto, ich nutzte die Zeit, um der Mutter kurz meine Sorgen mitzuteilen. „Joscha ist total verschlossen. Allerdings zeigt seine Körperhaltung deutlich Unwohlsein, Niedergeschlagenheit und ich glaube Resignation trifft es ganz gut.“ Die Mutter bestätigte meine Beobachtungen. „Irgendwas ist in der Schule, aber ich komme nicht an ihn ran“, berichtete die Mutter voller Sorge. Joscha kam aus dem Auto zurück und reichte mir ein selbstgemaltes Bild. „Holly, du hast Holly gemalt! Super!“ Joscha nickte. Die Mutter wisperte ihm etwas zu, Joscha schaute mich geradewegs an und reichte mir mit ausgestreckten Armen das Bild. „Hab ich für dich gemalt.“ „Das ist ja toll, das hängen wir in der Sattelkammer auf!“, rief ich begeistert.

Während der Woche rief die Mutter an, um mit mir über ihre Hilflosigkeit gegenüber der Schulprobleme ihres Sohnes zu sprechen. Wir einigten uns darauf, dass ich beim nächsten Termin einen weiteren Versuch starten würde, mit Joscha über die Schule ins Gespräch zu kommen.

Joscha kam mit einer undurchdringlich anmutenden, imaginären Wand um sich herum auf den Hof. Lustlos begleitete er Holly und mich auf einem Spaziergang. „Ich kann sie nicht sehen, aber ich kann sie fühlen. Du hast eine Mauer um dich herumgebaut, die keiner durchdringen soll. Du willst dich also vor irgendwas schützen.“ Das ließ ich erst mal wirken. Nach einer Weile sagte ich: „Schutz ist eine Strategie. Eine andere ist Hilfe fordern. Das ist schwer, weil man dann jemandem vertrauen muss.“ Schweigend gingen wir mit Holly an unserer Seite weiter.

„Ich bin schlecht drauf“, sagte er schließlich. „Das kann ich spüren“, entgegnete ich. „Kannst du erklären, warum das so ist?“ Schweigen. „Was ist in der Schule los, dass du meinst, eine Mauer um dich herum aufbauen zu müssen?“ Er blickte mich für Sekunden an und senkte dann wieder den Blick. „Überlege, wem du vertrauen kannst. Für den brichst du ein paar Steine aus der Mauer und dann erzählst du, was in der Schule passiert. Ich bin sicher, deiner Mama kannst du vertrauen. Such die passenden Worte und sag sie ihr. Sie wird dir helfen.“ Er schaute mich von der Seite an, ging dann ganz nah an meiner Seite und lehnte seine Schulter an meine. Zaghaft legte ich einen Arm um seine Schulter, um zu testen, ob das ok war. Es war ok.

Irritation beim nächsten Termin. Die Mutter sah aus, als habe sie geweint. Nach der Begrüßung bat sie Joscha, mit Holly auf der Wiese spielen zu gehen, und überreichte mir einen Brief. „Joscha weiß, was in dem Brief steht. Ich gebe Ihnen den jetzt zum Lesen.“ Ich setzte mich auf die Bank, während die Mutter sich zu Joscha stellte. Ich begann zu lesen.

Nach einer kurzen Einleitung las ich Worte, die mich entsetzt nach Luft schnappen ließen.

JOSCHA REDET

Das durfte nicht wahr sein! Das konnte nicht wahr sein. Ich las es noch mal, schaute zu Joschas Mutter hinüber, die mich kurz traurig ansah und sich dann wieder ihrem Sohn und Holly widmete. Joscha hatte etwas Unaussprechliches erlebt, etwas, wofür den Betroffenen wohl oft die Worte fehlen. „Mir fehlen die Worte!“ Dieses Sprichwort ergab für mich auf einmal Sinn. Aber Joscha hatte es geschafft. Er hatte seiner Mutter vom sexuellen Missbrauch an seiner Schule erzählt, welchem er während der Pausen ausgeliefert war. Täter waren zwei ältere Mitschüler. Wenn ich mir vorstellte, wie sehr sich Joscha gegen die Pausen gewehrt hatte und er trotzdem gehen musste, zog es mir das Herz zusammen. Ich war tieftraurig und erschüttert, wie das wiederholt hatte passieren können, und das über einen längeren Zeitraum, wohl schon vor Ausbruch der Pandemie, trotz der I-Kraft und Joschas deutlicher Abwehr gegen die Pausen. Ein weiteres Gefühl war Wut! Das ist kurz zusammengefasst, was ich während der Sekunden, die ich das las, fühlte. Mir stiegen die Tränen in die Augen. Vielleicht war das unprofessionell. Aber ich beschreibe, wie es war. Ich war entsetzt, traurig und wütend – und voller Mitgefühl für Joscha und seine Mutter.

Ich las den Brief nicht weiter, ging zu den beiden hinüber und sagte: „Joscha, was dir in der Schule passiert ist, ist schlimm und es tut mir leid, dass du das erleben musstest. Wie gut, dass du deiner Mutter davon erzählt hast. Jetzt kann sie dir helfen. Und ich will dir auch helfen. Das ist mir wichtig, dass du das weißt. Du bist nicht allein, wir stehen an deiner Seite!"

Ich setzte mich wieder und las den Brief zu Ende.

„Ich bin noch ganz aufgewühlt, Joscha hat mir das erst gestern erzählt. Ich habe beide Jungen und deren Familie angerufen. Ein Junge streitet alles ab, aber einer hat es zugegeben. Mit der Lehrerin habe ich auch telefoniert. Sowas darf einfach nicht sein. Deswegen werde ich diesen Brief an das Jugendamt, das Schulamt und an die Schuldirektorin schicken."

„Donnerwetter, da zeigen Sie aber volle Breitseite! Finde ich richtig gut. Das muss geklärt werden!" An Joscha gewandt sagte ich: „Deine Mama kämpft für dich wie eine Löwin, echt stark!" Das entlockte den beiden ein kleines Lächeln. „Ich schlage vor, wir telefonieren später noch mal, jetzt wollen wir was mit Holly machen." Zufrieden stellte ich fest, dass Joscha bereitwillig Hollys Leine nahm – ein Zeichen von Stärke und Selbstvertrauen!

Beim Telefonat erfuhr ich die Einzelheiten. Was genau geschehen war, ist hier nicht von Bedeutung. Bedeutend ist, dass Joscha bedroht wurde und so gezwungen wurde, Dinge zu tun und über sich ergehen zu lassen, die ihm zutiefst unangenehm waren und die sich einfach schlecht anfühlten.

Ich erfuhr auch, dass drei Gespräche geplant waren. Ein Schulinternes mit der Direktorin, der Lehrerin, der Integrations-Kraft, Frau B. und Joscha.

Danach ein Gespräch in der Schule mit den Tätern und deren Eltern. Frau B. wünschte sich für Joscha, dass die Täter ihre Tat eingestehen und sich bei Joscha entschuldigen würden. Sie wünschte sich, dass den Jungen klar würde, wie schutzlos und hilflos sich Joscha gefühlt hätte.

Als Drittes stand ein Treffen mit dem Schulamt und dem Jugendamt in der Schule aus. Auch hier sollten die Täter mit anwesend sein.

Wir besprachen das weitere Vorgehen. Ich riet der Mutter, sich alles aufzuschreiben, was sie ansprechen wolle. Zudem sollte sie darauf achten, wo sich Frau Witt, die Integrations-Kraft, hinsetzte und damit positionierte. In meinen Augen gehörte sie an Joschas Seite, denn es war ihr Job, ihm beizustehen. Klar wurde sie von der Schule bezahlt, aber man sollte sich nicht auf die Seite setzen, wo das Geld ist, sondern an die Seite seines zu betreuenden Kindes. Ist nur eine Geste, sagt aber viel aus. Des Weiteren riet ich Frau B., auch Kontakt zum schulpsychologischen Dienst herzustellen. Vielleicht bräuchte Joscha nach dem Erlebten psychologische Unterstützung. Sollte sie bei der Schule auf Widerstand stoßen, wäre es auch ratsam, den schulpsychologischen Dienst schon im Boot zu haben. Ich erfuhr auch, dass Frau B. Frau Rose eingeweiht hatte.

Nach wenigen Tagen war das erste Gespräch gelaufen und Frau B. rief mich an.

„Die Schule hat zunächst geblockt. Und tatsächlich hat sich Frau Witt auf die Seite der Schule gesetzt und nicht zu uns. Wir an einer Tischseite, die an der anderen. Sie kamen schnell auf die abgeschickten Briefe zu sprechen. Das war denen sehr unangenehm. Ich sagte: ‚Ich will das alles aufgeklärt haben und das ist mein Weg! Außerdem sollten sie sich in mein Kind hineinversetzen, ihm wäre alles ja wohl am unangenehmsten! Sie sollten sich mal die Frage stellen, wie er sich dabei fühlen würde, wenn die Schule ihr eigenes Ansehen über sein Wohlbefinden stellen würde … Und Frau Witts Platz sollte neben meinem Kind sein und nicht auf der anderen Seite des Tisches!“

„Wow, Sie haben das richtig gut gemacht, richtig tough!!!“ „Danke Frau Ebbesmeyer! Sie haben mir aber auch sehr geholfen. Der Zettel, auf dem alles stand, was ich sagen wollte, lag demonstrativ in einer Mappe auf dem Tisch. Das hat mir viel Sicherheit gegeben. Ich wollte, dass sie sehen, dass ich mich vorbereitet hatte, und ich fühlte mich auch richtig gut vorbereitet. Auf Joscha machte das auch Eindruck.

Zu Hause ist er wieder entspannter." „Mensch, das freut mich zu hören!", antwortete ich. „Morgen ist das Gespräch mit den Mitschülern. Ich will, dass alles so schnell wie möglich geklärt wird. Joscha hat Angst vor dem Gespräch. Ihm hilft es sehr, dass ein Junge alles zugegeben hat. Joscha graut davor, dass ihm keiner glaubt. Wir hoffen jetzt, dass auch der andere Junge Joschas Aussage bestätigt." „Ich wünsche Ihnen starke Nerven für das Gespräch, wir telefonieren morgen!"

„Gott sei Dank haben wir das hinter uns. Auch der andere Junge hat alles zugegeben. Die Eltern der anderen Jugendlichen waren sehr betroffen, das haben sie Joscha deutlich gesagt. Das ist ja auch nicht selbstverständlich. Beide Jungen haben Joscha gesagt, dass es ihnen leidtut und dass sowas nie wieder vorkommt.

Beim nächsten Termin mit Jugendamt und Schulamt geht es dann darum, wie es so weit kommen konnte und wie die Schule es hinbekommt, solche Taten in Zukunft zu vermeiden. Außerdem wird besprochen, wie es mit den beschuldigten Jungen weitergeht. Gott sei Dank sind sie nicht in seiner Klasse! Sie sind etwas älter. Jetzt hoffe ich, dass es in der Schule besser wird. Es ist so schwer für ihn, Vertrauen zu fassen. Es wäre schrecklich, wenn er noch mal die Schule wechseln müsste."

Ich war gespannt auf unser nächstes Treffen.

Joscha kam mit seiner Mutter und machte auf mich einen entspannteren Eindruck. Schnell verabschiedete sich die Mutter und wir machten uns mit Holly auf den Weg. Joscha erzählte mir auf meine Nachfrage, dass es in der Schule etwas besser würde, er aber Angst vor dem nächsten Gespräch hätte. „Das kann ich gut verstehen. Ich glaube aber, dass alles gut wird. Du bist stark und deine Mutter ist stark. Es geht ja jetzt darum, was das alles für Konsequenzen für die Täter hat und wie du dich auf deiner Schule sicher fühlen kannst!" Joschas Mimik war undurchdringlich. „Wie geht es dir denn mit Frau

Witt?" Nach einiger Zeit reagierte er auf meine Frage. „Nicht gut, sie ist komisch zu mir." „Frau Witt hat eindeutig Fehler gemacht, das wird ihr klar sein. Sie muss sich mit ihren Fehlern auseinandersetzen und zu dir ein neues Verhältnis aufbauen. Wahrscheinlich fühlt es sich deshalb für dich komisch an. Es ist aber ihre Aufgabe, dass du dich mit ihr sicher und wohl fühlst. Du kannst ihr aber dabei helfen. Sei weiterhin mutig und sag ihr, was du brauchst!"

In mir sah es nicht so zuversichtlich aus, wie ich es mit Joscha besprach. Ich hatte Probleme mir vorzustellen, dass die Schule Joschas Vertrauen wiedererlangen konnte. Wiedererlangen? Joscha hatte sich ja von Anfang an nicht wohl auf der Schule gefühlt.

Ich selber dachte darüber nach, ob ein Schulwechsel nicht besser für Joscha sein könnte.

„Wie geht's dir denn in den Pausen?", hakte ich weiter nach. Geduldig wartete ich auf eine Antwort, während Holly artig neben Joscha „Fuß" ging. Instinktiv bekam sie wohl mit, dass Joscha beim Nachdenken keine Ablenkung vertrug. „Ich gehe nicht allein in die Pausen. Frau Witt ist dabei. Oder ich bleibe mit Frau Witt und ein paar Kindern, die auch nicht auf den Schulhof wollen, in der Klasse." „Und, findest du das gut?" „Ja", entgegnete er, ohne groß darüber nachdenken zu müssen.

Für Joschas Geschmack hatten wir jetzt genug geredet, denn er schlug einen Wettlauf zu dritt mit Holly vor. Das Angebot nahm ich gerne an, genau wie Holly, und freute mich über das gute Gespräch mit Joscha. Anscheinend hatte die Schule ja reagiert und zugunsten von Joscha Regeln geändert. Und, man verzeihe mir meine steigende Unzufriedenheit mit der Schule, ich dachte: „Besser spät als nie."

Am Abend telefonierte ich mit Frau B. und schilderte ihr den Verlauf der Stunde. Ich vertraute ihr auch meine Gedanken bezüglich des Vertrauensbruchs, den die Schule zu verantworten hatte, an und ob im Anbetracht der Tatsachen ein Schulwechsel Joschas Gesamtsituation verbessern könnte. „Es ist nicht so, dass ich nicht auch schon darüber nachgedacht hätte. Aber jede Änderung fällt Joscha schwer. Die Schule kennt er jetzt. Er kennt die Fahrt dahin, die Räume, die Lehrer, die Klassenkameraden. Ich weiß nicht, was das geringere Übel ist. Ich werde der Schule wohl Zeit geben, mit den Geschehnissen umzugehen, und werde weiter darauf drängen, dass im Sinne von Joscha Veränderungen vorgenommen werden."

EIN NEUER MENSCH

Für Joscha kam der nächste Meilenstein in der PPT. Joscha sollte einen neuen Menschen kennenlernen, der zukünftig die Therapie-Einheiten begleiten sollte. Sandy, eine neunzehnjährige Fachabiturientin, hatte sich bei mir für ein Jahrespraktikum beworben. Ich entschied mich, diesen auch für mich neuen Weg zu gehen. Immer wieder hatte ich mal Praktikanten, aber nie länger als drei Wochen. Mit Spannung und Vorfreude sah ich meiner neuen Aufgabe entgegen. Ich war mir meines Lehrauftrages sehr bewusst und wollte Sandy alle Facetten meiner Arbeit zeigen, im Gegenzug erwartete ich viel Hilfe und Unterstützung bei der Pflege der Pferde und deren Ausrüstung. Mit der Schule war es auch so abgesprochen, dass die Pflege und Ausbildung der Pferde mit zu den Praktikumsinhalten gehörten.

In einem Vorgespräch besprach ich die Änderung mit Frau B. und auch mit Joscha. Beide wollten sich auf die neue Herausforderung einlassen. Das ausführlichste Gespräch hatte ich aber mit Sandy. Ich wusste mittlerweile viel mehr über Autismus, als vor meiner Arbeit mit Joscha, und konnte mich derweil ganz gut in ihn einfühlen. Ich teilte meine Erfahrungen mit Sandy und machte sie insbesondere auf die sehr spezielle Wahrnehmung von Autisten aufmerksam. Im Vordergrund sollte bei ihr die Kontaktaufnahme stehen, um danach in die Beobachterrolle zu schlüpfen. Die schriftliche Reflexion der Einheit wollten wir zum Schluss gemeinsam machen, ich war schon gespannt auf ihre Beobachtungen. So vorbereitet starteten wir in die nächste Einheit.

Ich begrüßte Joscha und Frau B. wie üblich und stellte dann Sandy vor. Diese gab Frau B. aufgeschlossen die Hand und wendete sich dann mit einem „Hallo Joscha, freut mich dich kennenzulernen!" an Joscha. Der sah kurz auf und sagte tatsächlich „Hallo". Verwunderung und Freude auf meiner Seite und auch der Mutter fiel der gelungene Start auf.

Joscha hatte in dieser Einheit das allererste Mal über die ganze Einheit Holly an der Leine. Nur bei ihrer üblichen Schnupperrunde löste er die Leine, sorgte aber zuverlässig für Hollys Sicherheit. Joscha schien sich gerne zu präsentieren, ich hatte das Gefühl, er wolle auf Sandy einen guten Eindruck machen. An der Brücke hatten wir ein kurzes Gespräch über die Schule. Joscha geriet etwas ins Stocken und zeigte sein Unwohlsein. Aus dem Augenwinkel sah ich, wie Sandy sich abwendete und in das Wasser des Bachlaufes guckte. „In der Schule ist es ok. Es geht jetzt besser", antwortete er dann auf meine Frage. „Das freut mich sehr Joscha. Kannst du sagen, warum es jetzt besser ist?" Er zuckte zunächst mit den Schultern, nachdenklich streichelte er Hollys Kopf. „Alle geben sich mehr Mühe", erwiderte er dann nach seiner obligatorischen Pause. „Dann hat es also sehr geholfen, dass du deiner Mutter deine Probleme anvertraut hast!" „Ja", Blick auf Hollys Kopf. „Kannst du denn auch der Lehrerin oder Frau Witt sagen, wenn du ein Problem hast?" „Ich versuche zu sagen, was ich will und warum, damit sie mich besser verstehen." „Das ist bestimmt nicht immer leicht für dich, die passenden Worte zu finden, aber es ist mutig und hilfreich, dass du es versuchst!" Ein kurzer Blick in meine Augen und ein zufriedenes Grinsen von Joscha, gefolgt von einigen unkoordinierten Bewegungen der Freude und des Übermutes, und los ging ein Wettrennen mit Holly, die geduldig auf ihre Chance auf ausgelassenen Spaß gewartet hatte.

Beim anschließenden Reflexionsgespräch zeigte sich, dass ich eine umsichtige und achtsame Praktikantin gefunden hatte. Ihr Wegdrehen am Bach, als Joscha um Worte gerungen hatte, war voller Absicht gewesen. Sie hatte Joschas Unbehaglichkeit gespürt und sich abgewandt, um sich quasi unsichtbar zu machen. So konnte Joscha leichter mit mir in Kommunikation treten. Des Weiteren erzählte sie mir, dass sie sich während unseres Spaziergangs die Schuhe neu gebunden hätte. Ihr wäre aufgefallen, dass die Enden ihrer Schnürbänder leise klackende Geräusche abgegeben hätten, wenn sie auf den Asphalt aufschlugen. Sie erinnerte sich an die Informationen, die sie bezüglich der Wahrnehmung von Autisten von mir bekommen hatte.

„Ich hatte mir dann vorgestellt, wie nervig dieses kleine Geräusch für Joscha sein müsste", kommentierte sie. Na, wenn das mal nicht empathisch war!

Joscha war in Präsentierlaune! Beim nächsten Termin war es seine Idee, mal wieder was mit Pferden zu machen. Pares war das Pferd seiner Wahl, und stolz zeigte er Sandy alles, was er im Umgang mit Pferden gelernt hatte (außer Reiten). Er nahm dabei gezielt nonverbalen Kontakt mit Sandy auf. Seine sprachliche Interaktion beschränkte er auf das Pferd und mich. Bei allem, was er tat, wanderte aber sein Blick zu Sandy, ob diese denn auch mitbekam, was er alles konnte. Und das bekam sie! Sandy kommentierte lobend seine Arbeit mit Pares, was Joscha wiederum mit einem Lächeln seinerseits in Richtung Sandy honorierte. Ich fand das einen gelungenen Deal! Die Kontaktaufnahme war auf einem soliden Weg und es würde bestimmt nicht mehr lange dauern, bis Joscha auch seine Worte an Sandy richten würde. Sandy stellte sich auch sehr geschickt an, hielt sich im Hintergrund, wenn es angebracht war, und trat sensibel wieder hervor, wenn ihre Aufmerksamkeit gebraucht wurde.

Bei einem Gespräch nach der Reflexion kam mir die Idee, Joscha (und auch anderen Kindern) das Benennen und Erkennen von Gefühlen zu erleichtern. Ich kaufte eine Magnettafel und Sandy malte mit bunter Kreide verschiedene Smileys auf die Tafel, insgesamt sechs. Neutral, lachend, traurig, wütend, albern, glücklich. Mit Magneten konnten die Kinder nun zu Beginn und zum Ende der Einheit ihren Gefühlszustand anzeigen und Sandy und ich natürlich auch. Diese Möglichkeit nahmen alle Kinder gut an und auch Joscha bediente sich dieser neuen Möglichkeit eifrig. Besonders schön war es, wenn einem anfänglich neutralen Gesicht am Ende ein fröhliches folgte. Mit der neuen Möglichkeit hatten wir die Kommunikation mit Joscha auf ein neues Gleis gesetzt. Der kommunikative Zug nahm Fahrt auf. Joscha setzte den Magneten, sprach das Gefühl aus und manchmal konnte er auch beschreiben, warum er sich fühlte, wie er sich fühlte. Auch Sandy und ich sprangen auf diesen Zug auf, um Joscha ein gutes Beispiel zu geben.

Für Joscha war die Anwesenheit von Sandy ein echter Gewinn. Sie brachte frischen Wind mit und bot Joscha ein weites Übungsfeld, um mit einer neuen Person angemessen in Kontakt zu treten.

Auf unseren Spaziergängen thematisierte Joscha wie so oft den Umweltschutz. So stellte er die Frage, ob es denn für die Eichen am Wegesrand schädlich sei, wenn so viel Efeu daran hochklettern würde. Das konnte ich bestätigen, und so machte es sich Joscha mit unserer Hilfe zur Aufgabe, die Eichen von langen Efeuranken zu befreien. Manchmal kam er nicht weiter und schimpfte unzufrieden vor sich hin. Ich gab ihm den Tipp, doch mal Sandy um Hilfe zu bitten. Kurzer unsicherer Blick zu Sandy, diese lächelte Joscha aufmunternd an und dann fragte er: „Ich komme da oben nicht dran, kannst du mir helfen?“ Der kommunikative Zug war in den Bahnhof eingefahren! Joscha machte die Erfahrung, dass man im Leben weiterkam, wenn man Probleme ansprach und um Hilfe bat. Wir sollten in Zukunft noch öfter erleben, dass es diesbezüglich bei Joscha geklickt hatte. Er verinnerlichte: Bedürfnis haben plus passende Worte finden plus zielgerichtet an eine Person senden gleich Bingo!!!

Er hatte auch kreative Ideen bei den Spaziergängen. Zum Beispiel schlug er das Stopp-Wandern vor. Kennt bestimmt jeder vom Stopp-Tanzen. Die Musik hört auf und wer sich noch bewegt, hat verloren. Ein Highlight war auch, dass er irgendwann mit uns Efeukränze bastelte. Des Öfteren hatte ich ihn schon gefragt, ob er seiner Mutter nicht mal ein paar Blumen pflücken wolle. Ich erntete einen verständnislosen Blick. Er dachte wohl, wofür soll das denn gut sein? Ihm fehlte die Empathie, dass es seine Mutter freuen würde. Er sah also den Sinn nicht. Bei der Efeugeschichte warf er dann in den Raum: „Der Kranz ist schön, den schenke ich gleich Mama!" Nur Kleinigkeiten, aber ich freute mich über seine Fortschritte. Außerdem fertigte er noch einen Kranz an, den er Holly um den Hals legte. Diese trug ihn mit Stolz und erinnerte irgendwie an eine griechische Göttin. Mit dieser Äußerung hatte ich Joschas Interesse geweckt. Den Zusammenhang wollte er zu Hause recherchieren. Wie cool!!! Wir hatten auch tolle Fotos gemacht von der gekränzten Holly mit Joscha. Er bat mich auch, ihm diese Fotos auf sein Handy zu schicken. Diese wolle er in der Schule zeigen und seiner Tante und der Familie. Wow, Kontakt zu allen Seiten! Mit Schule hatte er mir eine Steilvorlage gegeben. Ich fragte, wie es denn so liefe in der Schule. „Sechs Stunden sind sehr anstrengend für mich. Aber ich mache jetzt besser mit. Ich sitze jetzt neben Frau Witt am Tisch!" „Wow Joscha, das hört sich richtig gut an!" „Manchmal ist mir schlecht und dann weiß ich nicht, wie ich es Frau Witt sagen soll!" „Da habe ich eine Idee. Sprich doch mal mit Frau Witt und deiner Lehrerin, ob ihr nicht auch eine Smiley-Tafel machen könnt." Joscha dachte kurz nach und sagte dann. „Ich frag mal Mama."

Auch bei den folgenden Terminen war Joscha deutlich anzumerken, dass er unbeschwert war. Sein Blick war nur noch selten auf den

Boden gerichtet, sondern nach vorne. So bekam er auch von seiner Umwelt viel mehr mit. Fröhlich kümmerte er sich um Holly und fing bei unseren Unternehmungen von sich aus Gespräche an. Da er sich so für die Natur und deren Tiere begeisterte, tüftelten Sandy und ich eine Schnitzeljagd aus. Bevor Joscha kam, schnappte ich mir Holly und fuhr mit dem Rad unsere übliche Strecke ab. Ich hängte in regelmäßigen Abständen von Sandy und mir angefertigte, bunte Pappkreise in die Büsche und Bäume, auf denen sich Fragen über die heimische Tier- und Pflanzenwelt befanden. Manchmal sollten aber auch kleine Aufgaben mit Holly gemeinsam gelöst werden. Keine Chance, sich durch den Blick auf den Boden zu verschließen. Die Neugier siegt immer und Joscha entdeckte alle Frage-Karten, indem er interessiert seine Umgebung nach den Karten abscannte. Wenn ein Autist aufblühen kann, dann war das bei Joscha in letzter Zeit der Fall. Das Spiel motivierte ihn stark und sein Wissen, welches er dabei kundtat, gab seinem Selbstbewusstsein einen Raketenschub.

Interessant fand ich auch, dass Joscha an einem Tag wirklich sehr viel lachte und ständig kicherte. Er reihte Wörter aneinander und lachte sich scheckig. Sandy und ich schauten etwas irritiert, und auf unsere Frage hin, was denn mit ihm los sei, zuckte er nur die Schultern. Als wir die Stunde beendeten, ging Joscha zur Tafel und setzte den Magneten auf das alberne Gesicht. Neugierig sah ich Joscha an. „Du warst vorhin albern?", fragte ich. „Ja", dann nahm er den Magneten wieder weg und setzte ihn auf einen anderen Smiley, „und glücklich!", ergänzte er und hatte den Magneten auch wirklich auf das dazugehörige Gesicht gesetzt.

Bei einem Telefonat mit der Mutter erfuhr ich, dass eine Smiley-Tafel jetzt den Klassenalltag an Joschas Schule bereicherte. Sein Vorschlag wurde angenommen und in einem Klassenprojekt im Kunstunterricht umgesetzt. Gibt es Doppelbingo??? Wenn ja, dann war das einer. Insgesamt war Frau B. mit der Entwicklung in der

Schule zufrieden. Joscha hatte sich zu einem ausgelassenen, zufriedenen Kind zu Hause entwickelt und auch in der Schule berichteten die Lehrer und Frau Witt, dass Joscha sich nach und nach in seine Klasse integrierte. Ich hatte ja meine Zweifel gehabt, ob es die richtige Entscheidung war, Joscha auf der Schule zu lassen. Ich war dann aber positiv überrascht, dass die Schule und allen voran die Klassenlehrerin und Frau Witt die zweifelsohne gemachten Fehler reflektiert hatten und Wege fanden, Joscha das Leben auf der Schule zu erleichtern. Vor Frau B. ziehe ich den Hut. Sie wusste, wie schwierig ein Schulwechsel gewesen wäre, und blieb ihrer Linie treu.

Das Arbeiten mit Joscha war mittlerweile konstant eine wahre Freude. Um Joscha dahingehend zu motivieren, selber Fragen zu stellen, erfanden wir ein neues Spiel. Wieder einmal freute sich Holly schon bevor Joscha kam, denn bei der Vorbereitung war sie stets mit dabei. Dieses Mal nahm ich bunte Kreiden mit. Damit malte ich wieder in gleichmäßigen Abständen Punkte auf die Straße. Pink, blau und gelb. Als Joscha kam, durfte sich jeder eine Farbe aussuchen. Joscha wählte Gelb, Sandy Pink und ich nahm, was übrig blieb. Die Aufgabe bestand darin, auf den Weg zu achten, und wenn man seine Farbe fand, durfte man den anderen eine Wissensfrage stellen oder ihnen eine Aufgabe mit Holly geben. Um den Einstieg für Joscha leichter zu machen, kam am Anfang unserer kleinen Wissens- und Aufgabenreise erst die Farbe Blau und dann Pink. Als Joscha dann seine Farbe entdeckte, wusste er schon, wie der Hase lief, und stellte gut gewählte Fragen oder gab uns gut lösbare Aufgaben mit Holly und das, ohne sehr lange überlegen zu müssen. Von Langeweile keine Spur, Joscha machte gut und gerne mit. Unterwegs fanden wir eine Nacktschnecke und Joscha berichtete, dass es sogar gefleckte Nacktschnecken gab. So welche hatte ich noch nie gesehen. Ich kannte bisher nur schwarze und rote.

Bei unserem nächsten Treffen widmete sich Joscha wieder ausgiebig der Baumpflege. Brauchte er Hilfe, so sprach er Sandy oder mich an. Er löste einmal drei dicke Efeustränge gleichzeitig, die dann wie Lianen von den Eichen hingen. Übermütig schwang er sich dabei wie Tarzan von rechts nach links. Sandy und ich hatten etwas Sorge, dass die Efeustränge sein Gewicht nicht halten würden und gaben das auch Joscha zu bedenken. Aber der schaukelte unbeeindruckt weiter, bis das Efeu tatsächlich riss und Joscha auf dem Boden aufschlug. Ich rechnete mit einer unangenehmen Gefühlsexplosion bei Joscha, aber das Einzige, was explodierte, waren Joschas Lachmuskeln. Erleichtert stimmten wir in Joschas Lachen ein. Nun war es so, dass eine lange Schlinge hängen geblieben war, mit der sich Joscha jetzt abmühte, diese abzureißen. Ich fragte ihn, ob ich ihm helfen könnte, und da sagte Joscha einen wundervollen Satz: „Ich schaffe das!“ „Das ist der beste Satz, den ich je von dir gehört habe!“, rief ich Joscha zu. Anstelle von Wutausbruch kam Mutausbruch! Wunderbar!

Zu Beginn der nächsten Stunde schenkte Joscha mir ein selbstgemaltes Bild von einer langen, gescheckten Nacktschnecke, grau mit dunklen Flecken. Neugierig betrachtete ich das Bild und freute mich. „Das hängen wir in der Sattelkammer auf.“ Joscha nickte zufrieden.

Währenddessen kam mein Mann von der Arbeit und stieg aus dem Auto. Eigentlich nichts Außergewöhnliches. Joscha sah meinen Mann und rief über den Hof: „Hallo!“ Das war außergewöhnlich! Die Begrüßungsrituale zwischen uns und Joscha klappten mittlerweile gut, aber meinen Mann hatte er von sich aus bisher nicht gegrüßt! Ein weiterer Erfolg.

Das Thema Umweltschutz war weiter präsent. Ich fragte Joscha, ob wir denn weiter selber aktiv werden sollten, indem wir Müll aus der Natur sammelten, um ihn dann bei mir auf dem Hof fachgerecht zu entsorgen. Joscha fand die Idee gut und so zuckelten wir beim nächsten Termin, unterstützt durch Sternchen, dessen Reitgurt mit zwei Mülltüten bestückt war, mit der Mission Müllsammeln durch die heimische Natur. Joschas Abneigung, unbekannte Dinge anzufassen sorgte dafür, dass Joscha zwar Müll entdeckte, es aber Sandy und mir überließ, diesen aufzuheben. Das Problem lösten wir beim nächsten Treffen. Meine Schwiegermutter hatte eine Müllzange, sodass man Müll aufheben konnte, ohne sich zu bücken und - für Joscha wichtiger – ohne ihn anfassen zu müssen. Joscha fand die Lösung prima. Diese sinnvolle Tätigkeit erfüllte ihn mit Stolz.

Und dann passierte etwas Sonderbares. Bei einem Spaziergang mit Holly kroch mir doch tatsächlich eine gescheckte Nacktschnecke über den Weg. Ja, gab's denn sowas? Genau von so einer hatte Joscha mir doch erzählt. Bis vor einigen Wochen wusste ich noch nicht mal von der Existenz dieses Exemplars, ich hegte sogar heimlich die Vermutung, dass Joschas Fantasie mit ihm in unerreichbare Weiten geflogen war, und dann sowas. Ich war ziemlich perplex. Zufall? Aber wir alle kennen das Phänomen – bin ich schwanger, sehe ich plötzlich überall Schwangere. Oder spreche ich von einem besonderen Auto, sehe ich es plötzlich überall. Ich war auf alle Fälle ganz aus dem Häuschen, nahm meine Handykamera, fotografierte die Schnecke und schickte das Foto mit vielen Grüßen für Joscha an seine Mutter mit der Bemerkung, dass die Schnecke aussähe wie auf Joschas Zeichnung. Die Antwort ließ nicht lange auf sich warten und ich bekam Grüße von Frau B. und Joscha zurück. Die zufällige Begegnung mit der Schnecke kroch noch lange durch meine Gedanken. Was für Zufälle es doch gab, oder eben doch nicht? Mein Hirn ließ mich erst in Ruhe, als mir klar wurde, das nicht nur ich Joscha durch die Therapie die Augen öffnete und ihn empfänglich machte für das, was um ihn herum geschah, sondern dass auch er mir die Augen öffnete. Für uns Erwachsene ist es leicht, Kindern neue Dinge zu zeigen, aber je älter wir werden, desto weniger gibt es ein erstes Mal. Als junger Mensch erlebt man fast täglich neue Dinge, den ersten Schnee, das erste Mal den Geschmack von Erdbeereis, das erste Mal das Meer sehen, den ersten Kuss, all das lag schon lange hinter mir. Erste Male sind im Alter wie kleine, kostbare Geschenke und dank Joscha hatte ich wieder mal eines erleben dürfen. Nacktschnecke? Echt jetzt? Mag so mancher jetzt denken, aber ich fand die Entdeckung großartig.

Zum nächsten Termin kam Joscha mit seiner Mutter und wir setzten uns auf unsere Gartenbank. Geplant war ein kleines Gespräch, wie es Joscha im Allgemeinen und im Speziellen (Thema Schule) ging. Joscha hielt sich nicht lange mit Reden auf, merkte aber an, dass es ihm gut gehe. So plauderte ich mit der Mutter, die sehr zufrieden mit der Gesamtsituation rund um Joscha war. Und wieder folgte etwas Ungewöhnliches. Dazu muss ich noch einmal aus dem Nähkästchen plaudern. Zu der Zeit hatten wir einen mittlerweile 15-jährigen Kater mit Namen Moritz auf dem Hof. Moritz betrachtete sich als der alleinige Herrscher über den Hof, ließ sich von Fremden nicht streicheln, und wenn es doch einer wagte, so trug er Kratzer davon. Ungestraft anfassen durften ihn nur mein jüngster Sohn Elija und ich. Eingefleischte Katzenkenner und -liebhaber durften ihn interessanterweise auch anfassen. Das erste Mal hatte ich das bei meiner katzenvernarrten Freundin Vera beobachtet, die Moritz wie selbstverständlich streichelte und nicht nur ungestraft davonkam, sondern von Moritz eifrig beschmust wurde. Mit meinem Mann lieferte er sich regelmäßig Gefechte, wer denn jetzt die Vorherrschaft auf dem Hof hatte. Er war sehr eigenwillig und sehr stolz mit stark ausgeprägten Tendenzen zu haarsträubender Arroganz. Nicht selten brachte er mich dadurch zum Lachen; mein schnodderiger, rotzfrecher Kater, dem jeder den Buckel runterrutschen konnte, dem sein Verhalten nicht gefiel. Herrlich, aber er ließ alle Menschen in Ruhe, solange sie ihn nicht anfassten. Meinen Klienten gab ich den Rat, sein eitles Großgrundstückseigentümergehabe zu akzeptieren, nicht alle Katzen wollten eben beschmust werden. Joscha und Moritz waren sich bisher immer aus dem Weg gegangen oder hatten ohne Worte die Anwesenheit des jeweils anderen wahrgenommen, ohne sich weiter Beachtung zu schenken.

Während unseres Gespräches schlich sich Moritz zu uns an die Bank. Während wir ihn wie immer ignorierten, schnüffelte dieser jetzt interessiert an Joschas Bein. Aus dem Augenwinkel sah ich, dass Joscha ganz still sitzen blieb und den Kater beobachtete. Moritz schnurrte laut und strich um Joschas nackte Beine. „Oh je, Joscha und Tierhaare …“, dachte ich im Stillen. Auch Frau B. registrierte das tierische Treiben, sprach aber weiter mit mir, um die beiden nicht zu stören. Beim flauschigen Fellkontakt an Joschas Beinen fing dieser leise glucksend an zu lachen. Moritz Schnurren war nicht zu überhören, und immer wieder nahm er Blickkontakt zu Joscha auf, während er nun eifrig maunzend weiter um Joschas Beine strich. Dann streckte Joscha wie selbstverständlich seine Hand nach Moritz aus, ließ ihn kurz daran schnüffeln und dann kuschelte Moritz seinen Kopf in Joschas Hand. Gänsehaut pur bei mir! Moritz fühlte sich wohl bei Joscha und bestätigte so alles, was Mutter und Sohn kundtaten. Joscha fühlte sich gut und genau das spiegelte mein Kater. Mit Kindern und Tieren erlebt man immer wieder magische Momente und das war einer davon. Joscha war auch mächtig stolz auf die Ehre, die Moritz ihm erwies, und ich bewunderte Joschas Feingefühl, weil er intuitiv spürte, dass in diesem besonderen Augenblick von Moritz für ihn keine Gefahr zu befürchten war.

Die Sommerferien lagen vor Joscha und zum nächsten Treffen kam er gutgelaunt und mit einem stolzen Ausdruck im Gesicht. „Na, du schaust ja glücklich und zufrieden aus!“, begrüßte ich ihn. „Es gab Zeugnisse und ich habe meine Noten verbessert!“, verkündete er stolz. Sandy und ich zollten ihm gebührenden Respekt für seine Leistungen in der Schule und überhaupt für seine vielen Entwicklungsschritte, die er, besonders nach der Katastrophe in der Schule, gemeistert hatte.

Für die letzte Stunde vor den Ferien hatte ich eine Einheit geplant, wo wir verschiedene Dinge sammeln wollten, um dann Prognosen abzugeben, welche Gegenstände im Bach schwimmen würden. Holly sollte helfen, die schwimmenden Dinge wieder an Land zu bringen. Joscha war sofort bei der Sache und gab fleißig Prognosen ab. Holly war am Bach dann auch ganz bei der Sache, fleißig apportierte sie alles, was schwamm, aus dem Bach. Beide waren in ihrem Element, Joscha experimentierte und löschte seinen Wissensdurst und Holly tobte durchs Wasser und apportierte. Sandy und mir blieb die Aufgabe, Holly ihre Eroberungen aus dem nassen Fang zu nehmen. Zwar nahm auch Joscha mittlerweile mal etwas Angesabbertes von Holly an, überließ uns diese Aufgabe aber nur zu gerne. Wir vier hatten eine vergnügliche, natur- und erlebnisorientierte Einheit und sehr viel Spaß und verabschiedeten bestens gelaunt Joscha in die Sommerferien. Ich würde Joscha jetzt eine längere Zeit nicht sehen, da ich nach den Sommerferien selber noch einige Zeit in einer Rehamaßnahme sein würde.

So kam es, dass ich Joscha erst im Herbst wiedersehen sollte. Da hatte er schon drei Wochen Schule hinter sich. Joscha kam mit seiner Mutter zum vereinbarten Termin und die Mutter sagte - für mich ziemlich überraschend –, dass Joscha mit dem neuen Stundenplan jetzt noch öfter und länger nachmittags Unterricht hätte und er deshalb nicht mehr zum PPT kommen möchte. Ich sah Frau B. erstaunt an und fragte dann Joscha: „Ich möchte gerne von dir hören, wie du dazu stehst." Joscha wandte den Blick vom Boden in mein Gesicht und dann wieder zum Boden. Ich warf noch einen verstohlenen Blick zu Sandy, die mich mit offenem Mund anschaute. „In der Schule klappt es viel besser. Ich komme auch mit dem längeren Unterricht klar. Ich habe jetzt zu Hause eine kleine Katze. Mama und ich müssen der jetzt beibringen, dass die Kaninchen nicht zum Fressen da sind!" „Ja, Kaninchen sind Freunde, kein Futter!", entgegnete ich amüsiert, was Joscha ein Lächeln entlockte. „Ich fand Moritz sooooo süüüüüß und habe Mama so lange gefragt, bis sie ja gesagt hat." Ich warf der Mutter einen Blick zu. „Ja, stimmt! Ich selber mag Tiere ja auch sehr gerne und wir haben die Abmachung, dass wir uns die Aufgabe teilen. Da das bei den Kaninchen schon gut klappt, musste Joscha gar nicht so lange quengeln." „Was halten Sie denn davon, dass Joscha die Therapie beenden will?" „Finde ich in Ordnung", stellte sie mit einer abwägenden Miene fest. Ich richtete meinen Blick auf Joscha. „Joscha." Keine Reaktion. „Joscha?", versuchte ich, fragend seine Aufmerksamkeit zu gewinnen. Joscha schaute mich kurz an und er war sehr verlegen. „Wenn deine Entscheidung für dich und deine Mutter in Ordnung ist, so ist sie auch für mich in Ordnung. Du hast viel gelernt und weißt jetzt besser, wie du mit anderen Menschen umgehen musst, damit sie dich besser verstehen, findest du nicht?" Nicken und zaghaftes Lächeln. „Und wenn du mal nicht weiterkommst, weißt du auch, dass es wichtig ist, sich Hilfe zu holen und sich jemandem anzuvertrauen. Du bist ein kluger, interessanter Junge. Ich fand die Arbeit mit dir sehr spannend und ich habe gerne mit dir gearbeitet!" Wieder schenkte mir Joscha einen schnellen Blick und ich sah den Stolz in seinen Augen. „Schau mal, mittlerweile bist du sogar schon so groß wie deine Mama!" Erschrocken blickte er mich an. „Ich bin nicht groß, ich bin klein!", rief er, machte sich klein und schmiegte sich an seine Mama. OK, groß und damit erwachsen werden war immer noch ein Thema, aber das hatten andere in seinem Alter auch. „Ich bin mir sicher, auch wenn du mal größer wirst als deine Mama, wird es gut für dich weitergehen. Denk immer an den schönen Satz, den du neulich gesagt hast, weißt du noch? ‚Ich schaffe das!' hast du gesagt und ich bin mir sicher, du schaffst das!" Nach diesen Worten nahm Joscha erst seine Mama in den Arm und dann, etwas unbeholfen und mit Vorlaufzeit, mich!!! Ich war in dem Augenblick sehr glücklich.

Ich wendete mich der Mutter zu. „Sie selber können auch stolz auf sich sein." „Danke, liebe Antonie. Seit Joscha hier zur Therapie geht, bin auch ich viel stärker geworden." „Sie haben sehr viel für Joscha in der Schule bewirkt und auch Ihr Zuhause haben Sie liebevoll mit Joscha umgestaltet, sodass auch Tiere da ein Zuhause haben, und gehen so bewusst auf seine Bedürfnisse ein." Lautes Bellen holte uns aus unserem aufwühlenden Gespräch und so machten wir uns mit Holly zu unserer letzten gemeinsamen Runde auf. Nach unserer Tour verabschiedete sich Joscha ausgiebig von Holly und auch jedes Pferd wurde verabschiedet. Sandy und mir blieb nichts weiter übrig, als dann dem abfahrenden Auto hinterherzuwinken.

„So schnell kann das gehen?", fragte Sandy erstaunt. „Ja, so schnell kann das gehen!", erwiderte ich. „Therapie soll ja auch im besten Fall nur auf Zeit sein, aber zugegeben, dieser Abschied kam überraschend!"

Joscha war durch die PPT kein neuer Mensch geworden, aber er hatte viele neue Menschen kennengelernt. Er war immer noch ein autistischer Junge, der fortwährend mal mehr und mal weniger auffallen würde. Aber er hatte gelernt, besser damit umzugehen. Er hatte auch gelernt, wie wir Nicht-Autisten ticken und dass man mit uns reden kann und muss. Kontakt zur Außenwelt und zu seinen Mitmenschen war kein Schreckgespenst mehr, sondern der Schlüssel, um verstanden zu werden. Joscha hatte viele neue Menschen und Tiere kennengelernt und über diese letztendlich sich selbst!

EPILOG

Im darauffolgenden Jahr in den Osterferien:

Hausarbeit, eine meiner liebsten. Ich bereitete das Essen vor und wusch einen Salat. Holly bellte aufgeregt in der Diele. Der Postbote, dachte ich noch und machte weiter. Holly steigerte die Intensität ihres Gebelles. „Holly ruhig!“ Nun hörte ich sie frenetisch eine Mischung aus Bellen und Jaulen anstimmen und ich hörte auch, dass sie mittlerweile freudig auf- und absprang. Jetzt war ich aber doch neugierig, wer oder was solche Begeisterungsstürme bei Holly auslöste. Ich schüttelte mir die Hände über dem Spülbecken ab und trocknete sie dann an der Jeans. „Ich komme ja schon, Holly. Mal sehen, wer das ist!“ Oh, was für eine Überraschung. Vor dem Dielentor stand Joscha mit seiner Mutter.

Ich öffnete das Tor und Holly begrüßte freudig erst Joscha und dann seine Mutter. „Was für eine Freude, euch zu sehen! Das ist ja eine gelungene Überraschung!“ Frau B. drückte mir einen Blumenstrauß in die Hand. „Der ist für Sie. Joscha und ich wollen Ihnen frohe Ostern wünschen. Joscha, gib Antonie bitte die Karte, die du geschrieben hast.“ Ich war total gerührt. „Hallo!“, begrüßte mich nun auch Joscha und überreichte mir eine Karte. Ich öffnete sie und las. Neben den frohen Osterwünschen enthielt die Karte auch die Zeilen: „Danke für die schöne Zeit mit deinen Tieren!“ „Danke für die lieben Worte. Und euch auch frohe Ostern. Dass ihr mich besucht, macht mich glücklich. Ich mache uns gerne einen Tee oder Kaffee, kommt rein.“

Während Joscha mit Holly kuschelte, erzählte mir seine Mutter, dass es Joscha weiterhin gut ergangen sei. Es sei Ruhe in das gemeinsame Leben gekommen. In der Schule liefe es gut, was sich auch positiv auf seine Leistungen auswirkte. Des Weiteren hatte Joscha eine neue Integrations-Kraft bekommen. Mit der neuen Integrations-Kraft verstehe sich Joscha, nachdem die üblichen Anfangsschwierigkeiten überwunden waren, richtig gut. Sie wäre wesentlich einfühlsamer als ihre Vorgängerin. „Bei ihr spüre ich, dass sie mein Kind mag und gerne mit ihm und in seiner Klasse arbeitet. Dieses Gefühl hatte ich bei Frau Witt nie so richtig“, berichtete Frau B. „Das sind sehr gute Nachrichten!“, freute ich mich. Frau B. nahm weiter an den Treffen der Selbsthilfegruppe für Eltern mit autistischen Kindern teil. Beide sahen optimistisch in die Zukunft. Etwas Schöneres hätten die beiden mir nicht sagen können. Nach dem plötzlichen Abschluss damals hatte ich manchmal das Gefühl, das etwas fehlte – jetzt war die Sache rund!

DANKBAR

bin ich zuallererst meinen Klienten Leona und ihren Eltern sowie Joscha und seiner Mutter. Danke für das mir und meinen Pferden und Holly entgegengebrachte Vertrauen, während der Therapie und darüber hinaus ein von Herzen kommendes Dankeschön, dass ich Leonas und Joschas Entwicklungsgeschichte in diesem Werk veröffentlichen durfte.

Danke auch an meine Lektorin Alexandra Haungs und den Kosmos-Verlag. Nachdem sie mein Manuskript gelesen hatte, brachte sie einen Stein ins Rollen, von dem ich nur zu träumen gewagt hatte. Sie und ihr Team sorgten dafür, dass mein erstes Buch die Chance bekommen sollte, vom renommierten Kosmos-Verlag herausgebracht zu werden.

Danke an meine Freundin Iris Wulf. Du warst die Erste, die jedes einzelne Kapitel nach Fertigstellung zu lesen bekam. Du hast mich so motiviert und gabst mir die Bestätigung, dass auch Menschen, die sonst nichts mit Pferden zu tun haben, sich durch meine Worte abgeholt fühlen dürfen in die heilende Wirkungsweise der Pferde.

Astrid Felzmann und Vera Marx, danke für eure jahrzehntelange Freundschaft und Treue. Wir haben gemeinsam so viele Pferde-Abenteuer erlebt und erleben sie hoffentlich noch weiterhin.
Danke auch an Frau Cordula Haaß, Fachärztin für Psychiatrie und Psychotherapie, sie weiß wofür!

Danke an meine Ausbilderin Renate Jurklies. Es ist wunderbar, dass du hinter meinen Texten stehst, und ganz gerührt war ich bei unserem Telefonat, als du anmerktest, mit wie viel Liebe ich über meine Pferde und meine Arbeit schreiben würde.

Danke an meine Söhne Jonas und Elija. Außer, dass ihr mein Leben rund und bunt macht, habt ihr mit großen Augen und offenen Ohren zugehört, wenn ich aus meinem Buch vorgelesen habe, fast so wie ganz, ganz früher bei den Gutenachtgeschichten. Eure kritischen Anmerkungen und kleinen Verbesserungsvorschläge habe ich gerne umgesetzt.

Wer zuletzt kommt, bleibt lange in Erinnerung. Ein herzliches Dankeschön geht an meinen Mann Elmar. Als ich sagte, ich hätte eine verrückte Idee, meinte er, dass die verrücktesten Ideen manchmal die besten seien. Also sprach ich es aus. „Ich möchte ein Buch über meine Arbeit als Reittherapeutin schreiben." Ab da hatte ich für dieses Projekt seine volle Unterstützung. Auch du hattest kleine Verbesserungsvorschläge, die Umsetzung fanden. Aber ehrlich gesagt ist das nur eine klitzekleine Kleinigkeit in Anbetracht der Tatsache, dass wir schon über 30 Jahre zusammen sind. Großartig ist, dass du in jeder Lebenslage zu mir stehst. Ich habe es schon oft gesagt, du hast es schon an anderer Stelle gelesen und jetzt finden diese Worte ihren Weg in dieses Buch. Du bist das Abenteuer und die Liebe meines Lebens!

SERVICE

ZUM WEITERLESEN

Jones, Janet: **Horse Brain, Human Brain**; Erkenntnisse aus der Neurowissenschaft – Wie Pferd und Mensch denken, fühlen, handeln. KOSMOS 2022
Das Gehirn steuert das Verhalten – beim Pferd ebenso wie beim Menschen. Die Neurowissenschaftlerin und erfolgreiche Trainerin Janet Jones erklärt leicht verständlich die Gemeinsamkeiten und Unterschiede zwischen den Gehirnen von Mensch und Pferd und zeigt, wie man dieses Wissen anwendet, um Ausbildung, Training und Umgang effizient und lösungsorientiert zu gestalten.

Katzenberger-Schmelcher, Dr. Ruth / Katzenberger, Yvonne: **Mehr Körpergefühl für mein Pferd**, Ergotherapie im Pferdetraining; KOSMOS 2020
Wenn Pferde ein aufffälliges Verhalten zeigen, wird als Grund

meist Ungehorsam oder unpassende Ausrüstung angenommen. Dabei liegen die Ursachen oft bei den drei Basissinnen des Pferdes: Tast-/Berührungssinn, Gleichgewichtssinn oder die Tiefenwahrnehmung sind gestört. Hier setzt die Pferdeergotherapie mit Übungen und sinnvollem Training an. Sie bietet praktische Hilfestellungen und verbessert die Körperwahrnehmung – eine Wohltat für jedes Pferd.

Katzenberger-Schmelcher, Dr. Ruth: **Gehirnjogging für clevere Pferde**; KOSMOS 2024
So geht Neurowissenschaft im Alltag mit Pferden: Die cleveren Übungen in Form von Denksport, motorischem Training und Gelassenheitstraining von Ruth Katzenberger-Schmelcher sind wahre Intelligenzbooster für Pferde und fördern ihre Selbstständigkeit sowie die Mensch-Pferd-Bindung. Für ein entspanntes Miteinander und ein abwechslungsreiches Training.

Krüger, Konstanze, Marr, Isabell, **Forschung trifft Pferd, Neuste Erkenntnisse für ein besseres Verständnis**; KOSMOS 2022
Schluss mit Pferde-Mythen! Prof. Dr. Konstanze Krüger und Dr. Isabell Marr stellen die aktuellen Erkenntnisse der Verhaltensforschung vor und zeigen, wie sich dieses Wissen bei Ausbildung und Training sowie im täglichen Umgang nutzen lässt. Ein Standardwerk auf dem neuesten Stand der Wissenschaft.

Lubetzki, Marc: **Im Gespräch mit wilden Pferden**, Natürlich kommunizieren – die Koniks machen es uns vor, KOSMOS 2022
Im neuen Buch von Marc Lubetzki geht es um die Entschlüsselung der Pferdesprache und um den vertrauensvollen Austausch zwischen Mensch und Pferd. Marc Lubetzki erklärt Verhalten und Körpersprache der Wildpferde und zeigt, wie uns Menschen die

Annäherung gelingt, wenn wir das Vertrauen der Pferde gewinnen und in einen echten Dialog mit ihnen treten.

Ochsenbauer, Ute: **Heilkräuter für Pferde**; KOSMOS 2020
Kräuter wirken bei vielen Erkrankungen heilend oder lindernd. Sie unterstützen die Selbstheilungskräfte des Körpers und tragen zur schnelleren Genesung bei. In diesem übersichtlichen Ratgeber findet der Reiter konkrete Angaben, welche Heilkräuter er für das jeweilige Symptom einsetzen kann und welche Anwendungsmethode am schnellsten zum Erfolg führt.

Ochsenbauer, Ute: **Homöopathie für Pferde**, Pferdegesundheit kompakt; KOSMOS 2020
Im akuten Krankheitsfall hilft dieser Kompaktratgeber dem Pferdebesitzer bei der schnellen und sicheren Diagnose, der Wahl des passenden homöopathischen Mittels und der richtigen Verabreichung. Übersichtliche Kapiteleinteilung nach Körperbereichen, Gliederung nach Symptomen, schnelle Informationsentnahme durch tabellarischen Aufbau, ausführliche Übersicht „Homöopathische Mittel von A–Z".

Rashid, Mark: **Aus Liebe zu den Pferden**, Meine Begegnung mit Charakterpferden; KOSMOS 2024
Emotional und unterhaltsam erzählt Mark Rashid, der Horseman aus Colorado, von unvergesslichen, beeindruckenden und ganz persönlichen Begegnungen mit Pferden, die sein Leben nachhaltig geprägt haben. Ein Buch, das man zu Recht als eine Zusammenfassung seines Lebenswerks bezeichnen kann.

Seib, Catherin: **Wahre Freundschaft mit Pferden**, Erlebnisse einer Tierkommunikatorin, KOSMOS 2022

Tierkommunikatorin Catherin Seib kommuniziert auf telepathischem Wege mit Pferden und gibt diese Fähigkeit in ihren Kursen weiter. In ihrem Buch erzählt sie berührende, verblüffende und aufklärende Erlebnisse und Fallbeispiele aus ihrer täglichen Praxis. Ihre Erfahrungen machen Mut, auch unkonventionelle Wege zu gehen, die eigene Empathie und Intuition zu stärken und auf sein Pferd zu hören.

Seib, Cathrin: **Gespräche mit deinem Pferd**, Erste Schritte zur Tierkommunikation; KOSMOS 2023
Um eine tiefe Verbindung und Freundschaft zum Pferd aufzubauen, gibt es keinen besseren Weg als den der telepathischen Kommunikation. Hier erfährt der Mensch die wahren Bedürfnisse seines Pferdes. Jeder kann Tierkommunikation erlernen. Wie, das erklärt Catherin Seib in diesem bodenständigen Ratgeber.

Tellington-Jones, Linda: **Vertrauen stärken** mit Tellington Training; KOSMOS 2023
Das Praxisbuch der berühmten Pferdetrainerin Linda Tellington-Jones ist der perfekte Einstieg in die erfolgreiche Therapieform und das partnerschaftliche Training mit dem Pferd. Detailgenaue Schritt-für-Schritt-Anleitungen machen es leicht, TTouches und die Bodenarbeit kennenzulernen und mit dem eigenen Pferd auszuprobieren. Körperarbeit und Ausbildung fördern die Leistungsbereitschaft beim Pferd und die Tiere sind ausgeglichener und gesünder. Die richtige Methode für alle Reiterinnen und Reiter, die das Beste für ihren Schützling wollen.

QUELLEN

Aleksander Knauerhase: Autismus mal anders – einfach, authentisch, autistisch, BoD - Books on Demand

Denise Linke: Nicht normal, aber das richtig gut. Mein wunderbares Leben mit Autismus und ADHS, Berlin Verlag

Naoki Higashida: Warum ich euch nicht in die Augen schauen kann. Ein autistischer Junge erklärt seine Welt, Rowohlt Verlag

NÜTZLICHE ADRESSEN

Deutsches Kuratorium für Therapeutisches Reiten e.V.
Bundesfachverband für pferdgestützte Therapie, Förderung und Sport
Freiherr-von-Langen-Straße 8
48231 Warendorf
Tel.: 0 25 81 / 9 27 91 90
https://dkthr.de/

Bundesverband für therapeutisches Reiten und tiergestützte Therapie
Hanauer Str. 14
77731 Willstätt
Tel.: 01 76 / 20 13 34 97
https://reittherapie-verband.de/

autismus Deutschland e.V.
Bundesverband zur Förderung von Menschen mit Autismus
Rothenbaumchaussee 15
20148 Hamburg
Tel.: 0 40 / 5 11 56 04
Fax: 0 40 / 5 11 08 13
E-Mail: info@autismus.de
https:// www.autismus.de

Deutscher Blinden- und Sehbehindertenverband e.V.
Rungestraße 19
10179 Berlin
Telefon: +49 30 / 28 53 87 0
Telefax: +49 30 / 28 53 87 200
E-Mail: info@dbsv.org
https://www.dbsv.org/kontakt.html

REGISTER

3-dimensionale Bewegung 17

A

Abenteuer 10, 35ff., 39, 56, 163
Abschied 74ff., 81, 159
Abschiedsritual 105
ADHS (Aufmerksamkeitsstörung mit Hyperaktivität) 12, 98ff.
ADS (Aufmerksamkeitsdefizitstörung) 98
Aggressionen 66
Aha-Effekt 94
Angst 14f., 17, 41, 48, 50, 70, 91, 122f., 138, 144
Aufgabe 12ff., 18, 29, 48, 56, 61, 67, 74f., 102, 145f., 149, 151f., 157f.
Aufmerksamkeitsdefizit 22
Augenkontakt 68, 75, 78, 81, 90f., 105, 110, 119
Ausbildung 7, 9, 16ff., 21, 28, 32f., 46, 87, 146
Ausbildungsstätte 31
Ausrasten 95, 98
Außengalopp 46
Autismus 66, 69, 71f., 74, 76, 93f., 96, 98ff., 102, 130f., 146,
Autisten 67f., 72, 75ff., 81, 84f., 95ff., 100ff., 117, 123f., 131, 134, 137ff., 146, 148
Auto 43, 54, 93, 107, 125, 128, 133, 137, 139, 153f., 159

B

Bedürfnisse 110f., 125, 159
Beeinträchtigungen 21
Begrüßungsritual 56, 133, 137
Behinderte Menschen 44
Beratung 14
Bewegungsablauf 80
Bewegungsmuster 27, 70
Beziehungsdreieck 19, 21
Bodenarbeitsseil 19
Breitensportbereich 47
Bronzene Reitabzeichen 18
Bürste 11, 26, 72

D

Denkzentrale 73
Dolmetscher 11
Dressur 9, 34, 44
Dressur- und Springpferd 9
Dressur- und Springunterricht 9
Dressurturnier 9

E
Eigeninitiative 103, 128
Einfühlungsvermögen 111
Emotionen 68, 96, 124
Empfindungen 17
Entwicklungsschritte 156
Ergotherapie 67, 92
Ermüdungserscheinungen 25

F
Feedback 27, 48, 65, 109
Fluchttier 10
Förderschule 12, 126, 130
Förderung 21, 23
Freiarbeit 19f.
Frühkindlicher Autismus 69
Führtechniken 19f.
Führungsposition 13
Führungsrolle 138

G
Galopp 36f., 41, 43, 46, 58, 63
Gangarten 19, 41, 58
Gangwerk 9
Gassen 19
Gefühlsausdrücke 136
Gefühlszustand 149
Geländereiten 9, 56
Gelassenheitsprüfung 10, 47, 56
Gelassenheitstraining 10
Geschicklichkeitsparcours 12, 110
Geschicklichkeitstraining 10
Gestik 70, 100
Gestörte Sprachentwicklung 70
Gestüt 35
Gleichgewichtssinn 30
Gleichgewichtsstörungen 73
Gruppenaktivität 132f.
Gruppen-Therapie 123

H
Händedruck 75, 78, 81, 109f.
Handlungsfähigkeit 31
Hauruckverfahren 42
Herausforderung 36, 61, 84f., 112, 139, 146
Heuboden 14f., 64f., 79f., 103
Hilfestellung 76
Hilflosigkeit 132, 140
Hindernisse 13, 19, 63, 110ff., 116
Hindernisparcours 19, 118
Höhenangst 14
Hören 24

Hufkratzer 11, 26
Hyperaktivität 22, 98

I
Integrations-Helfer 67
Integrations-Kraft 126, 130, 132, 142f., 161

J
Jugendamt 142, 144

K
Kaninchen 62, 67, 90, 107ff., 128f., 132, 137, 157f.
Kanner-Autismus 69
Klient 19, 21
Kognitiver Lernprozess 67
Kommando 25f., 41, 48, 73f., 77, 86ff., 106, 119, 123ff., 139
Kommunikation 77, 101, 148f.
Kondition 25
Konflikte 21
Kontaktaufnahme 77, 127, 146, 148
Konzentrationsförderung 12
Kopfmenschen 72
Körper- und Bodenarbeit 18
Körper- und Sinneswahrnehmung 23
Körpereinsatz 86
Körpergefühl 77f., 91
Körperhaltung 82f., 92, 139
Körpersinne 17
Körperspannung 91
Körpersprache 119
Krabbeln 23f., 27
Krankheit 28, 64, 66f., 76
Krankheitsbild 68f., 96

L
Labrador 119, 124
Laufen 23, 25, 27ff., 49, 115
Leckerli 73,
Lernblockaden 21
Lernprozess 67
Lewitzer 45, 47, 51f., 54
Lockdown 137
Logopädie 67, 92
Longe 44, 49, 55
Longieren 20

M
Meilenstein 146
Mensch-Mensch-Kontakt 31
Mimik 70, 100, 106, 144
Mitgefühl 85, 100, 129, 141
Mitschüler 12, 141
Müll 134, 137, 153f.
Müllsammeln 153
Mülltrennung 134
Muskelaufbau 25

Muskelgruppen 17
Mut 15, 139
Mutter-Kind-Beziehung 29

N
Nachzucht 46
Nicht-Autisten 159
Nonverbale Kommunikation 77

O
Offenstall 56, 63f., 74
Onlineunterricht 137ff.

P
Pädagogen 21, 30
Pandemie 141
Parcours 12f., 48, 103, 116
Pferdefreizeit 65
Pferdeführer 19
Pferdefüttern 50
Pferdekörper 16
Pferdemenschen 16, 61
Pferderasse 51
Pferderücken 17
Pferdestall 60f.
Pony 44ff., 47ff., 50ff., 54ff., 57, 64, 68, 72, 74f., 79f., 83, 85, 87ff., 90, 92, 94, 103, 111, 119f.
Pony-Spielplatz 64, 74
PPT (Pferdegestützte Pädagogik und Therapie) 17f., 21ff., 24, 30, 81, 92f., 146, 157, 159
PPT-Einheit 21, 24
PPT-Maßnahmen 21
Primärdyade 21
Prüfung 18, 20, 47f., 53
Putzen 10, 26f., 72, 79, 102ff., 110
Putzkiste 72, 108
Pylonen 12, 87

R
Rapp-Schecken 52
Rasse 45, 51
Reha 56
Reitbetrieb 49
Reitgegenstände 24
Reithalle 42, 88
Reitsport 52
Reittherapeut/Reittherapeutin 7f., 10, 32, 163
Reittherapie 9, 16f., 33, 42, 49, 55, 65, 68, 121, 128
Reitutensilien 24
Reiterwettbewerb 46
Reitzeit 24f.
Reize 70, 98, 107f.
Reizüberflutung 98, 124
Resignation 139
Riechen 24

Rituale 70
Routine 56, 71, 105, 112, 137
Ruheplatz 63
Ruhepol 56, 136
Rumpfkontrolle 23

S
Sattel 39, 49
Sattelkammer 60, 64, 106, 108, 140, 153
Schlaflosigkeit 66
Schritt 13, 17, 25f., 30, 41, 43f., 46, 55, 64, 73f., 97, 111
Schule 8, 12f., 66f., 90, 104, 111, 126f., 129, 131ff., 134f., 137, 139ff., 142ff., 145ff., 150ff., 155ff., 159, 161
Schulwechsel 130, 139, 145, 152
Selbstbewusstsein 15, 77f., 92, 112, 151
Selbsthilfegruppe 161
Selbstständigkeit 28, 30, 93
Selbstvertrauen 14, 27, 94, 104, 109, 111, 119, 142
Selbstwirksamkeit 15, 111
Sexueller Missbrauch 141
Sicherheit 16, 28, 50f., 70ff., 76, 82, 93f., 108, 125, 127, 137, 143, 147
Slalomkegel 12
Sozialarbeiterin 66
Sozialkompetenz 77ff., 91
Spaziergang 83, 113, 121, 127f., 133, 137, 140, 154
Sportliches Training 46
Sportpferd 9
Sportpony 46
Sprachentwicklung 24f., 28f., 70
Sprachförderung 25
Sprachkommandos 74
Springen 44, 56, 75, 111
Springreiterwettbewerb 47
Springsport 9
Stall 36, 38, 42, 45, 59, 61f., 64, 72f., 75, 118, 122
Stangen 12, 111
Steh 48, 86ff.
Stimmkommandos 92
Stockmaß 45, 52
Straße 36, 42f., 88f., 93f., 102, 107f., 125, 152
Streit 10f.
Symptome 95f., 99

T
Tasten 24, 98
Tastsinn 80, 97
Therapie 14, 17, 19ff., 24, 26ff., 30, 33, 46, 55, 71, 82, 88, 92, 102, 109ff., 121, 123, 135, 154, 158f., 162

Therapiebegleithund 124, 133
Therapie-Einheit 82, 88, 90, 109, 111, 123, 131, 146
Therapieform 17, 20f.
Therapiepferd 10, 18, 25, 44, 46, 49, 69, 86f.
Therapie-Pferdeausbildung 55
Therapiepony 44
Therapieprozess 121
Therapiestunden 84
Tierpark 112f., 116f.
Tonnen 19
Tore 19
Trab 37, 41, 43, 46, 55, 74, 91, 106, 109, 111
Trainer C-Schein Reiten 18
Turnier 10, 48, 56
Turnierrichterin 44

U
Übergewicht 12f.
Übungen 18, 20, 67, 76, 93
Umweltschutz 134, 149, 153
Unabhängigkeit 28
Unkonzentriertheit 13

V
Verein 47f., 57
Verabschiedung 74, 79, 82, 91
Verhalten 11, 14f., 70, 76, 93, 117, 130, 155
Verständnis 61, 99, 102, 111, 130
Videoanalyse 22
Voltigier-Gurt 43
Vorreiten 46

W
Wasser 37, 49, 124, 147, 157
Weide 42, 45, 55f., 62ff., 68f., 72, 80, 94, 102, 110, 114, 135
Wetterkapriolen 64
Wiese 40, 57, 59, 61, 63, 80, 87, 89, 93, 102, 108, 113, 119, 121, 128, 140
Wut 132, 136, 141
Wutausbrüche 12, 66, 153

Z
Zoo 76, 81, 84,
Zucht 51, 54

Impressum

Umschlaggestaltung von GRAMISCI Editorial Design, Isabelle Fischer unter Verwendung von vier Farbfotos von iStock/Simon Skafar (U1), Lucy Dornblut, Julis Ebbesmeyer, Astrid Felzmann (Klappen).

Gedruckt auf chlorfrei gebleichtem Papier

ISBN 978-3-440-18082-2
Projektleitung und Redaktion: Alexandra Haungs
Gestaltungskonzept: Populärgrafik, Stuttgart
Gestaltung und Satz: DOPPELPUNKT, Stuttgart
Produktion: Claudia Frank
Druck und Bindung: Friedrich Pustet GmbH & Co.KG, Regensburg
Printed in Germany / Imprimé en Allemagne